地域リハビリテーションと私

澤村誠志 編著

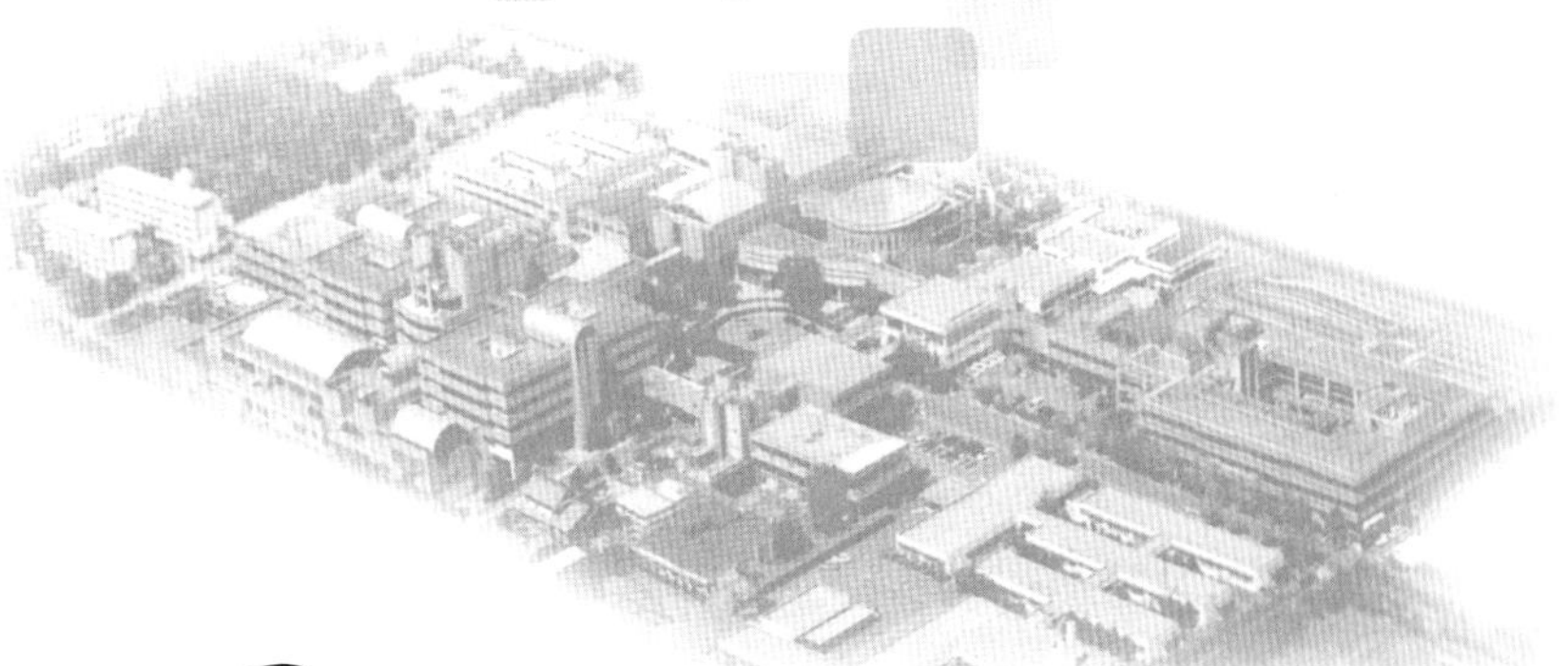

Community Based Rehabilitation

兵庫県立総合リハビリテーションセンター

常にやりたい仕事・目的を持って生きたい

誰もが、安心して、住み慣れた地域で住み続けるために

1人でも多くの障害のある人々の笑顔を見たい

「地域リハビリテーションと私」の出版にさいして

私、澤村誠志は今年11月で88歳となり、加齢を感じる毎日です。

神戸医大（現神戸大学医学部）で一緒に過ごした同級生の仲間の幹事をしていますが、歯が抜けるように友人が亡くなり、75人中なんとか生きているのが20人となりました。なんともさびしい限りです。我が国の男子平均寿命が80歳、健康寿命が71歳となる中で、健康寿命を伸ばし、元気で生を受けていることに感謝の毎日です。

2017年9月に、安倍総理が新たな看板政策「人づくり革命」の具体策を話しあう「人生100年時代構想会議」を発足させました。これまでの「教育―仕事―引退」という3つの決まったステージを順に経験する単線形の人生から、柔軟に変化できる複線型の人生を目指す方向を示したものです。

私の人生を振り返ってみても、70歳で兵庫県立総合リハビリテーションセンター所長の席を退いた後も、多くの仲間や友人に囲まれて、常になんらかの目的を追いかけ、柔軟に変化できる多様な複線型の人生を送ってこられたことに感謝しています。

現在、糖尿病をはじめ多くの生活習慣病を抱え、薬漬けの毎日ですが、筋力低下を少しでも少なくするために老犬と家内との夜8時からの散歩を欠かさないようにしています。階段は手すりを持たないように中央を昇降するようにしています。10kgある老犬を抱えて15段の階段を昇降しているのも、足の筋肉だけではなく心臓にとっていい訓練になっていると思っています。日ごろの週間プログラムを紹介いたします。

今なお毎週月曜日には、視力・聴力・判断能力の衰えを感じながら車を運転し、兵庫県社会福祉事業団の顧問として、兵庫県立総合リハビリテーションセンターの運営や将来プランに参加させていただいています。といえば格好がいいのですが、むしろ老害を及ぼしているのではないか……猫の首に鈴をつける人がいないためではないでしょうか。いずれにしても、私の生まれ育った兵庫県に長く奉職させていただいていることに心から感謝しています。

火曜日か水曜日には、神戸医療福祉専門学校三田校で校長職を勤めています。もう20年近くなりますが、私の兵庫県立総合リハビリテーションセンターでの実績をご評価いただいたのか、本校を経営する滋慶学園より依頼を受け、最初は名誉校長と名前のみでしたが、1998年より校長職を勤めています。この三田校は、救急救命からリハビリテーションまでをテーマに、救急救命士、理学療法士、作業療法士、言語聴覚士、義肢装具士、整形靴製作技術者と、我が国でも最も多職種のリハビリテーション職の教育を行っており、多職種協働のチーム教育を目指しています。実学教育、人間教育、国際教育を基本理念としており、「今日も笑顔で挨拶を」を標語とし、何よりも挨拶ができる人間教育を大切にしています。幸い、素晴らしい先生方に恵まれ、私から見れば孫に近いエネルギーの塊のような学生さんたちが育ち、地元三田市の皆様のこれからの安心社会づくりのお役に立てればこれに越した幸せはありません。考えてみれば、これも地域リハビリテーションに寄与する仕事です。750人の若い世代に接していることも私のエネルギーの源となっています。

この三田校には、ISPO（国際義肢装具協会）の日本支部（陳隆明会長、佐々木伸事務局長）が置かれ、2019年に神戸で開催されるISPOの世界大会の事務局として、世界大会の準備を進めています。私も、過去30年間のISPOでの経験を活かし、大会の組織委員長としての役目を果たしたい、それまでは、いただいている健康寿命を無駄にしないように努力したいと思っている毎日です。

私の強みは、患者さんの立場に立つ臨床力にあると自画自賛しています。毎週木曜日には、整形外科臨床医として診療（ペインクリニック）を楽しんでいます。16歳の時に大学予科に入り、丹波篠山で3年間野球漬けの学生時代を過ごしましたが、この時バッテリーを組んでいた神戸の名谷病院院長である友人瀬藤晃一氏から誘われ、回復期リハビリテーション病棟を立ち上げました。

ついでに、外来診療を手伝ってほしいと言われ、痛みに苦しんでおられる患者さんの痛みをとることに快感を覚えています。この技術は、名古屋大学保健学科理学療法科教授をされている鈴木重行教授が今から40年前に兵庫県立総合リハビリテーションセンターにおられた時に教わったことがきっかけとなって体得いたしました。手足、腰の痛みの多くは、骨、関節を取り巻く筋膜・筋肉のしこりが原因です。ですから、レントゲン写真、ＣＴやＭＲＩでは痛みの原因がわかるはずがありません。患者さんの痛みの訴えに耳を傾け触診を繰り返す中で、痛みの原因となるしこりを探し出し、ブロック注射（1日３５０回）をすることにより、歩けない患者さんを歩けるようにする。その快感と多くの患者さんの笑顔を追いかけています。

この技術は、私が切断術を多く経験し、手足の断面の血管・神経・筋肉の位置をずっと見てきた解剖学の経験によるものです。痛みの診断を兼ねたこのブロック注射を通じて、患者さん、特に障害のある方々から教わることが多く、「障害のある人々が私の先生」と思う私の考え方の基礎となっています。

と同時に、患者さんとの四方山話（旅行、夫婦の出会い、生きがい、映画、趣味、カラオケなど）を楽しみながら、痛みをとることを趣味にしています。

80歳からの手習いですが、3週間に一度の水曜日に、兵庫県立総合リハビリテーションセンターのOBの人たちと5時間のカラオケを楽しんでいます。約30曲を歌っていますが、私の下手な歌を辛抱強く聴いていてくれる仲間がいることにまず感謝です。カラオケは、毎年肺炎で苦しんでいた私にとって最高の呼吸療法となりました。同時に、選曲と練習が脳の活性化に素晴らしい効果をもたらしています。

不定期ですが、神戸市の行政に対しては、1977年のバリアフリーへの提言を経た神戸市福祉条例の設置から長年にわたって、福祉調査会、福祉顕彰委員会、医療福祉連携推進委員会を通じて地域包括ケアの推進に微力を果たしています。

そのほかに、「はりま自立の家」をはじめとする「ひょうご子どもと福祉財団」の理事になって50年になります。日本最初のチェシアーホームである「はりま自立の家」に、多くの脳性小児麻痺の人々に診察を兼ねて会いに行っています。30年近く電動車いすを使っている仲間の人たちは、脊椎が変形し、手が痺れ、だんだん声が出にくくなっています。私同様加齢と戦っている仲間から教わることが多くあります。それにしても行政の谷間にいる障害者を支え、自立ホームで障害のある人々の人間としての尊厳を目指す支援活動には頭が下がります。

一方、あらゆる障害者の地域生活を支えている「かがやき神戸」を支援する会長職を開設当初から務めて20年になります。全国の共同作業所連絡協議会「きょうされん」が毎年全国大会を開催していますが、2005年についで2015年、兵庫県が全国大会を主催することになり、2回とも実行委員長を務めました。10年後に2回目の実行委員長を務めた例がないとのことで、表彰されました。長く精神病院に入院されていた多くの精神障害者の方々が、地域でのグループホームや就労活動などを通じて、社会参加をされ活き活きされている笑顔に接し、これらの障害のある人々を懸命に支えている若い世代の成長ぶりから多くを学んでいます。

このような毎日を過ごしていた時に、シービーアール社長の三輪敏さんから「もう一度私の人生を追いかけ記録に残したい」とのお話をいただきました。実は、今から16年前、当時三輪書店の社長をされていた三輪さんが私の生き様に興味を持たれ、内外の多くの私の友人や仲間に声をかけられ、これらの方々の善意にあふれた身に余るお言葉をたくさんいただき、「サワムラ 疾風のリハビリテーション」として、2001年に出版してくださいました。したがって、この三輪さんの私に対する過分な心のこもった再度のお申し出に戸惑いを感じましたが、ご厚意に甘えて、この本を出版することに同意させていただくことにしました。

今回も三輪さんのご配慮により、我が国の地域リハビリテーションの先駆者の先生方にご登場いただいています。特に、地域包括ケア時代を先導された公立みつぎ総合病院名誉院長山口昇先生、我が国の地域リハビリテーションの元祖であり、茨城県にて多くのシルバーリハビリ体操指導士を育ててこられた大田仁史先生から貴重な対談の機会を得ました。感謝、感謝です。さらに、私の義肢装具の世界で人生を支えていただいた渡辺英夫先生、徳田章三日本義肢協会理事長、そして、日本リハビリテーション病院・施設協会を通じて地域リハビリテーションを支え、育てていただいた米満弘之先生、浜村明徳先生、石川誠先生、ペインクリニックの基礎となった鈴木重行先生、後述いたしていますが、私の総合リハセンターの仕事を支えてくれた現日本作業療法士協会の中村春基会長、そして、兵庫県立総合リハビリテーションセンターの心を最も深く理解し、私の後継者として、国際的な活動を展開されている現センター所長の陳隆明先生にお礼を申し上げたいと存じます。

本書の最初に、私のこれまでの長い生き様を振り返る機会をいただきました。この私の実践経験、生き様が少しでも若い世代の人々の将来にお役に立てば幸いです。

澤村誠志

目次

地域リハビリテーションと私
社会の役に立ってなんぼ

第1章

障害のある人々、患者さんが私の先生、地域での生活が教科書

なぜ総合リハビリテーション、そして地域リハビリテーションをライフワークとして選んだのか。

1　父の生き様から、「切断と義肢をライフワーク」として選ぶ

私の父は、阪神電車の車掌をしていた19歳の時に、あやまってレールの上に転落し、下腿を5ｃｍの短断端レベルで轢断しました。車輪によるギロチン切断であったために、断端は薄い皮膚に覆われ、骨と癒着していました。そのために当時装着していたアルミ製ソケットを用いた義足歩行の時に起こるソケット内でのピストン運動により、断端に常に擦り傷をつくっていました。子どものころ、父と一緒に風呂に入り、すり傷を洗った後に消毒のために赤チンをつけるのが私の役割でした。

この父は大変な勉強家であり、澤村義肢製作所を興し、多くの切断者の再起に向けた心の支えとなっていました。私が後ほど医師となり、県の身体障害者の巡回移動相談に参加した時にお会いした多くの切断者から、あなたのお父さんから生きる勇気をいただいた、助けてもらったとの話をよく聞きました。

終戦後、傷痍軍人の服装の下から義足をむき出しにして、街角に座り物乞いをする切断者をよく見かけました。父は、私にその情景を示し、「誠志、あれが心貧しい障害者の姿だ。私

は健常者に劣らない気持ちを持っている。決して障害者ではない」とよく話していました。今から考えると、父は「障害があっても人間には変わりない。尊厳を持って生きるべきだ。そのために障害者の社会生活力向上のための訓練の必要がある」と、社会的なリハビリテーションの基本理念を私に教えてくれたと思っています。

私が7歳の時に父が書いた、「一本の柱」という本があります。その本の中で父は、駐ソ帝国全権大使重光葵さんをはじめとして多くの切断者の優れた功績をたたえると同時に、我が国の障害者の救済事業の幼稚である理由を指摘し、切断者に対する義肢の研究施設の必要性を強調しています。

この本を見つけ出したのは、私が兵庫県立総合リハビリテーションセンターの仕事を開始してから25年経過した後でした。私は亡き父の教えと期待を意識せずにやってきたつもりでしたが、センター設立は父の遺志を活かす結果となりました。特に、義肢の研究には医療と工学の協働が必要と感じ、リハビリテーション病院建設時に、神戸大学工学部に協力を求め、3人のリハビリテーションエンジニアの就職参加による協働研究・開発を目指しました。これが義肢装具開発課の設置として実現し、この研究成果はインテリジェント義足や環境コントロールシステムの開発などにつながり、国際的な評価を得る結果となりました。

義肢装具の研究開発を目的とした義肢装具開発課と生活科学課は、再整備政策の進む中で、新たに貝原俊民兵庫県元知事の英断により、個々の福祉機器の開発よりも私たちが住んでいる「まち」自体をバリアフリーを目標とする、福祉のまちづくり工学研究所として発展してきました。

障害のある人々の社会参加には、医療だけではなく教育、社会生活力、職業、自動車の改造運転訓練、スポーツなど総合的なリハビリテーション機能が必要と考え、この50年間センターを我が子のように育成してまいりました。この考えも父譲りでしょう。この私の総合リハビリテーション一途の愚直な生き方を兵庫県が評価してくださったのか、87歳となったこの老人に兵庫県社会福祉事業団の顧問として今なお県の建物に居場所をくださっていること自体、大変光栄なことで心から感謝しています。このセンターで働いている私の姿を見守り、「誠志よくやった」と喜んでいる父の姿が目に浮かんできます。

2 私の人生を導かれた恩師故柏木大治教授ご夫妻に改めて深謝

大学時代の草野球のおかげで、チームワークの大切さを学ぶ

私は、父の背中を見て育ったのでしょうか、小学校1年生の時にすでに医師になろうと決心していたようです。その当時の作文を私の結婚式の時にお招きした小学校担任の来住先生からご披露いただき、すでに専門医の種類を決めていたことを知りました。戦争中で満足な勉強もできない空腹と恐怖の中で、神戸第三中学校5年卒業後、地元の神戸医大に入れていただきました。3年間の篠山での予科生活では野球に打ち込みました。ろくに練習をしなかったのですが、毎日の地元高校との実践試合の中で病弱であった体を筋肉量が多い体に鍛え直すことができました。すばらしい仲間に恵まれたおかげで、神戸医大の野球部時代は西日本医科大学選手権大会で2度優勝をさせていただきました。主将を務めた経験の中でチームワークの大切さを学んだことも、私の将来のリハビリテーションの実践に生かされたと思います。

恩師柏木大治教授

大学を卒業し、インターンを終えて、柏木大治教授が就任されて4年目に入った神戸医大整形外科教室に入局させていただきました。柏木教授は、私にとっては恩師を超えた存在でした。国内で切断と義肢を学ぶ大学、研究施設は皆無といっていい状態でしたので、なんとか私のために海外での研修の機会を探したいと考えておられました。

父が肝臓がんで亡くなり、49日の法要を行っている自宅に先生がお越しになりました。「知り合いにいいお嬢さんがいる。来年4月の東京での整形外科学会の後、見合いの用意をするからお母様と一緒に来なさい。結婚してからアメリカの病院で研修を受けなさい」との一方的な話を受け、東京での整形外科学会で発表後、見合いをしました。

この相手に一目惚れし、これが後で私の最愛の妻となりました。当時、無給医局員でありましたので、常に懐が乏しいこともあって、東京神戸間の長距離間のデートが大変でした。まだ新幹線がないため、土曜日の午後8時の夜行列車「銀河」に乗り込み、翌朝から日中東京都内をうろうろと歩きまわり、晩8時の「銀河」に乗り込み月曜日の大学の回診に間に合うように神戸に帰るという毎月のデートを数回続けました。

しかし、はっきりした返事ができないある日、電話で呼び出されました。教授室に参りますと、柏木教授から「どうなっているのだ、手でも握ったか」と質問を受け、「まだです」の私の返事に「遅すぎる」と極めて不満な顔をされました。そして、もう少し会う回数を増やすために「3ヶ月間、彼女を私の家に預かるから、必ず毎週土曜日にデートしなさい」との教授命令をいただきました。

当時の教室員の結婚式のご媒酌人は、大学教授がされることは普通でしたが、ほとんどが頼まれ仲人だったでしょう。相手を探し、紹介し、自宅に呼び寄せ預かり、デートを進めて話をまとめるまでする教授はまずおられないのではないでしょうか。この柏木教授ご夫妻の温かいお気持ちに動かないはずはありません。私たちはこの数ヶ月後に結婚式を挙げ、幸せな生活を続け、今年で59年を迎えます。柏木先生ご夫妻は残念ながらお亡くなりになりましたが、今でも私たち夫婦を見守ってくださっていると深謝しております。

3 若い時は目的に向かって、苦しい仕事は買ってでもしよう

目的をしっかり持って、若いころの苦労は買ってでもしてほしい

ライフワークとして「切断と義肢」を選びましたが、1954年当時、国内で研修できる

大学や研究施設は皆無でした。海外で義肢装具の研修を受けたいとの思いはあっても、インターネットによる情報が発達した現在と異なり、海外先進国での義肢装具教育や研究の事情は皆目検討がつきませんでした。

経済的な問題もありました。当時の私は無給医局員であり、神戸港湾病院での夜勤や当直でなんとか生活していました。月2万円あまりの収入では、1ドル360円時代に渡航費片道500ドルの航空券を買うには10年近くかかります。しかも当時、結婚してまもなく妻が妊娠したこともあり、海外研修の機会が遠退いた感じがしていました。

そんな時、柏木教授から米国シアトル市の病院でレジデントをするように指示をいただきました。1959年、ちょうどそのころ神戸市とシアトル市が姉妹都市提携を結び、学生を交換するシステムができたばかりで、これに柏木先生が私を推薦してくださいました。

ただ、当時の私は無給医局員であり、まして米国の安い給料では妻と生活できるはずがありません。そこで、東京の妻の実家に、「帰国するまで妻を預かっていただきたい。お産のこともよろしくお願いします」と虫のいいお願いをしました。幸い私の非常識な申し出を妻の両親が快く受けてくださることになりました。当時、我が国は50ドルしか持ち出すことが許されず、航空券が買えませんので、スエーデイシュ病院にお願いして毎月50ドルを返金する約束で航空券を送ってもらい、ようやくアメリカに行けることになりました。1959年の

6月、28歳の私はハワイ経由でシアトル市に到着し、病院の宿舎に入りました。

到着してすぐに病院長に挨拶に参ったところ、「整形外科レジデントでなく外科系のインターンとして勤めてほしい」、「明日から当直してほしい」と思いがけない指示を受けました。

外科系のインターンは、整形外科だけでなく、脳血管外科、血管外科、泌尿器外科など外科系全ての患者さんが対象となります。手術アシスタント、術後のケア、投薬などを担います。こうして私の心身とも過酷な1年間が始まりました。

40名の整形外科医の下で

初めのうちは、外科系インターンとして、胃癌、頭部外傷や腹部大動脈瘤など、いろいろな手術のアシスタントにつきましたが、もともと私が望んだ研修ではありません。私は「自分は日本で整形外科のレジデントを勤めてきたので、ぜひ整形外科の手術につかせてほしい」と訴え続けました。その結果、希望どおりになりました。海外では、特に自己主張をすることの大切さを学んだ最初の機会となり、その後の私の行動規範となりました。

仕事中の最も大きな問題は、最低の英語能力でした。中学校時代は第2次世界戦争中であり、敵国の言葉である英語を学ぶことが禁じられていました。中学3年生の時に終戦となり、9月から英語教育が再開されましたが、5年制の旧制中学校でしたので、私の英語教育期間はわずか2年半でした。しかも、ネイティブな先生の英語に接することは皆無でした。慌てて神戸在住のアメリカ人に会話の訓練を受けました。しかし週1回の訓練では会話とは到底言えない状態でした。そのため、私の英語力は惨めそのもので、初めはスエーデッシュ病院の食堂で食事をしているスタッフの人々の話題が、車のことか旅行のことかさっぱりわからない状態でした。

外科系のインターンのプログラムは、我が国のインターンと全く異なり、一切の妥協を許さない容赦なく過酷なものでした。参考のために1日のスケジュールを紹介しますと、毎日7時からカンファレンスが始まり、8時から夕方5時まで昼食を挟んで手術助手を勤めました。実はこの時間が私にとっては新しい手術方式が学べる大変嬉しい時間でした。日本と異なり、アメリカのオープンシステムの病院ですから、病院内には専門医は勤務していません。外部で開業している専門医が自分の患者さんを入院させて、院内の麻酔医、看護師、レジデント、インターンなどのスタッフの協力を得て手術するシステムです。

ですから、病院と契約している整形外科医だけでも40名程度が登録されていますので、それぞれの医師の術後のケアを任されているインターンにとっては、除痛剤、睡眠剤の処方を覚えるのが大変です。一方、手術室では、1日4、5件の手術助手を務めることにより異なる整形外科手術手技を見るわけですから、日本とは比較にならないほど充実した多くの手術手技を学べました。

しかし、正直に申しますと、私がこの手術の時間帯を喜んだのは、1日中頻繁にかかる「Dr. Sawamura」という呼び出しコールを合法的に逃げられる一番リラックスできる時間であったためです。今から考えると誠に情けないが正直な理由でした。

手術が終わり夕食後から明日手術予定の患者さん4名の術前チェックを行い、カルテに記載する仕事が終わる10時ごろまで、30回程度オンコールで呼び出されました。英語力があれば問題ないのですが、はっきり電話の内容を聞き取れないため、ミスを防ぐために各看護ステーションを走り回りました。その上に、隔日ごとの当直業務が重なるわけですから、睡眠不足と足の疲れとの戦いの毎日でした。

英語の未熟なために、屈辱的な仕打ちをされたことが再々ありました。患者さんから「Jap」と呼ばれ、診察の拒否をされたことがありました。まだ、戦争の記憶も生々しい時代であり、息子さんを戦争でなくされた悲しみと日本に対する憎しみが私に向けられたものでした。

当時の病院の私に対する評価は、言葉ができないために極めて低かったと思います。ただ「絶対に遅れない」、「絶対に休まない」、「いつも笑顔で挨拶する」という自分のルールだけを守り続けました。「インターンが他にいないので、やめさせることができないから仕方がない」――私に対する病院の評価はこの程度だったろうと思います。たまの休日には宿舎でぶっ倒れたように寝込んでいました。

病院の仲間からの祝福

なんとか病院内で私を理解してくれる仲間が欲しいと考え、まず私を電話で常に呼び出す電話交換室に果物(インターンの食事は全て無料で食堂から私の部屋まで運んでくれました)を持って入り込みました。電話交換手との雑談の中で、笑顔があふれた空間をつくりだすことができ、だんだんコールがかかってもあまり苦にならなくなりました。

ついで、救急外来室、各外科系病棟に頻繁に足を運びました。深夜夜勤のみ勤務の看護師さんが多いこともあって、仲間が少しずつ増えてきました。あまりにも疲れ果てた私の姿を見て、「後で時間ができたら来なさい」と、トーストとコーヒーを用意してくれるナースステーションもありました。日本の大学病院では考えられない看護師さんのやさしさに胸がいっぱいになったことをよく覚えています。

しかし、階段の昇降を繰り返す中で足が引きつった時は、コールの聞こえない屋上に出て座り込み、日本の方向に向かって「お前は何をしにアメリカに来たのか。切断と義肢の勉強をしにきたのでないか」と自問自答を繰り返しました。

4ヶ月が過ぎ、少しずつ周囲の人々の名前がわかり始めたころです。その日も当直で、救急外来で黒人同士の喧嘩でできた腕の切り傷の縫合を終え、夜中の1時過ぎに当直室に帰りベッドに入った時に、再び救急外来から「急患が来た」との電話がかかり、急いで救急外来に駆けつけました。しかし、いつも煌々と電気がついている救急外来が真っ暗です。そこで、スイッチを手探りで探しているうちに一斉に電気がつき「Happy Birthday Sawamura」の声が飛び込んできました。誕生日なんか全く念頭になかっただけに、40人ぐらいの看護師さん、アルバイトの学生さんなど夜勤についている人々からの思いがけない祝福をいただき、思わず目頭が熱くなりました。私のような言葉がしゃべれない日本の若造をいたわるアメリカ人の心の温かさを知った瞬間でした。これが「私の人生の中で最も心に残る嬉しい出来事」となりました。

その3週間後に妻から「長男出産」の電報が届き、手術室の多くの医師から祝福の葉巻（It's Boy）をいただき、そんな習慣があることを初めて知りました。

実は、このシアトルでの1年間における妻との交流は、信じられないと思いますが、電話ではなく1週間ごとにお互いに送り続けた航空便によるものでした。理由は私の給料から考えると電話料金が異常に高かったことにありました。帰りの航空券の費用も貯蓄しておく必要があり、義肢の勉強の機会ができたときにはその間の滞在費の用意をしておかねばならなかったのです。今なら離婚問題になるでしょう。妻からの手紙には、だんだん大きくなってくるお腹の写真が入っていました。信じられない不思議な感じとともに、大変苦労かけている妻に少しでもねぎらいの言葉をかけたいという思いを込めて1週間ごとに手紙を送っていました。

そんなころに柏木大治教授がお越しになり、私の日本から持ってきた靴が1歩ごとにキュウキュウ鳴ることに気づかれ、これでは患者さんに迷惑をかけると、私をダウンタウンまで連れて行き靴を買ってくださったこともいい思い出です。

苦しかった1年とはいえ、後から考えるといろいろな楽しい思い出がよみがえってきます。正月に柏木先生がお越しになり、先生の友人のジョージ・トーマス先生のお宅に泊り込んだり、毎月のシアトル交響楽団の演奏会に奥様に送迎をしていただいて楽しい音楽鑑賞をさせていただいたりしたことも素晴らしい思い出です。

また、後日、切断術後義肢装着法で世界的に有名になられましたが、当時スエーデッシュ病院でよく夜間の救急手術に助手を勤めていましたバージェス博士のお宅にしばしば招かれました。ワシントン湖の中のマーサー島にある豪華なお宅の庭から、先生にモーターボートを運転していただいて水上スキーに挑戦させていただいたことも素晴らしい記憶の中に生きています。

日本人が病院には全くいない中で、桜井修先輩が近くのベテランズ病院におられ、たまの休日によくテニスを楽しんだことが私にとって大きな息抜きの時間となり、また大きな励みになりました。

しっかりした目標を持って若い時の苦労は買ってでもしよう

少しずつですが英語力がつき始めたとはいえ、後の8ヶ月のインターン生活も精神的にも身体的にも極限に近い状況の連続でありました。しかし、この1年間の屈辱と苦難にまみれた試練の経験は、帰国後の私の人生のあらゆる活動場面での宝となりました。気力、体力に「どんな苦労もしのげる」という自信が生まれ、言葉のハンディキャップからくる外国人に対する後ろ向きの姿勢や劣等感がなくなり、これが後ほどのＩＳＰＯ（国際義肢装具協会）への参加、地域リハビリテーション海外研修につながりました。

「しっかりした目標を持って若い時の苦労は買ってでもしよう」――これが、冒険を避け、なるべく楽で安易な人生を選びたいと願う若い人々にささげたい言葉です。

4　常に、将来への夢と目的を持って人生を生きていきたい

ＵＣＬＡで義肢の製作技術を学ぶ機会をつかむ

同僚のインド人のインターンが突然解雇されるという厳しい出来事があり、スエーデッシュ病院での仕事は増える一方でした。この間常に「私がアメリカに来たのは、ライフワークとして選んだ『切断と義肢』の勉強するためだ」と、指導いただいている多くの医師に伝えていました。

この願望が、私がよく手術の助手を勤めていたワシントン大学の助教授に伝わり、その先生からある日「ＵＣＬＡ（カリフォルニア大学ロスアンジェルス校）の義肢教育科のマイルズ・アンダーソン教授がシアトルに来ておられるので会ってみないか」との連絡をいただきました。この千載一遇の機会を逃してはならないと、飛ぶような気持ちで手術室にお暇をいただき、教授の滞在先のホテルに伺い、「なんとか義肢の勉強の機会をいただきたい」とお願いいたしました。

今から考えると、高額の研修費を払わないで研修させてほしいとは厚かましいにもほどが

ある話です。しかし、その時のひたすら頭を下げる私の必死さに驚かれたのか、教授は「無給でも勉強する気持ちがあるのなら、インターン終了後にUCLAに来なさい」と承諾してくださいました。後日、整形外科医が義肢製作の研修を希望し、受けたこと自体がUCLAにとって始めてのことだったと聞きました。

UCLAでの義肢製作技術の習得、素晴らしい充実した日々

そして、苦しかったインターン生活終了後、すぐにロスアンジェルスに向かいました。まず下宿を探した後に、UCLAの義肢教育科（Prosthetic Education Project）に飛び込みました。すぐに医師としての義肢教育の試験を受けましたが、義肢に関する専門用語の理解ができないためにお世辞にもいい成績であったとはいえません。しかし、「医師を対象とした理論中心の義肢教育では日本に帰った後役に立たない。義肢の製作ができないと真の義肢の勉強ができない」と考えて、できるだけ整形外科医の身分を隠し、義肢装具士の学生助手として勤務することにしました。

その当時は、PTB下腿義足、大腿四辺形吸着義足、カナダ式股義足が教育課題に上がりつつある時でありました。UCLAの講師の方々は皆優秀で素晴らしい人々ばかりであり、私にとって毎日毎日が新しい知識の源となりました。最も興味を覚えたのが義足のダイナ

ミックアライメントであり、ソケットの適合との関係を詳しく教わることができました。

当時我が国の身体障害者福祉法で決められていた大腿義足の価格は2万5千円程度で、全ての部品、製作材料は国産でした。それに対して、UCLAで教育に使っていた膝部品はハイドラ・ケイデンスという油圧によって膝継ぎ手を制御するもので数10万円するものでした。その経済格差のあまりにも大きかったこと、この国と戦争をした我が国の無謀さに改めて驚いたことを記憶しています。

しかし、私には、日本に帰ったらアメリカで学んだ最先端の義肢製作技術を多くの技術者に伝えなくてはならないとの責務感がありました。下宿へ帰宅する際に多くの教材をお借りして、日本語に訳しました。これが後ほど、医歯薬出版から出版された「切断と義肢」の基本知識となっています。

帰国して妻との再会、長男との初めての出会い

土日のない生活でしたが、8ヶ月が経過し、貯金が底をつき始めた時、丸善石油のタンカーが日本人苦学生1人をフリーで乗船させてくださるとの情報があり応募しました。幸いOKとなり、3万5千トンのタンカーに乗せていただき15日間かけて冬の太平洋の荒波の中をわたりました。途中で船員さんが足関節の外傷を起こし、ハワイによるかどうか話をされてい

る時に、私の整形外科医としての仕事が役立ちました。以後私に対する待遇がよくなり、一番風呂と船長さんの隣で食事をする権利をいただきました。芸は身を助くです。そして、着いた和歌山港で新婚後残してきた愛妻に再会し、すでに1歳3ヶ月となり、走るようになっていた長男に始めて会うことができました。

アメリカの生活を振り返って

アメリカでの生活を振り返ると、「将来の夢と目的を持って生きていることの大切さ」を教わった時期だと思います。「若い時の苦労は買ってでもしよう」といいますが、そのとおりだと思います。

私がアメリカの病院勤務の中で体験したように、人それぞれ屈辱的な思いや批判を受けることはあるでしょう。しかし、それを乗り越えていく気力こそが大切だと思います、私はしっかり目的と夢を持って努力していけば必ず乗り越えることができると確信しています。そのためには、特に海外での生活において、「自分はこんな夢を持っている」、「いつかこんなことをやってみたい」と言葉にして外に向かって表現していないと夢が実現しないとつくづく感じました。海外では、会議でいつも黙っていると、「あいつは何をしているのだ」と無視される存在になるでしょう。

のちにＩＳＰＯの会長職を務めたころに、明確な意見を表明し、その方向に向って全体を導かなければならない局面が何度かありました。そのためには、普段から信頼できる人間関係をつくっておくことが大切だということを知りました。

2年足らずでありましたが、アメリカの屈辱と苦難の日々は、私のその後の人生にとって間違いなく宝となりました。

5 障害者・高齢者の多面的なニーズに応えるためには、総合的なリハビリテーションサービスが必要であることを知る

帰国後、兵庫県立身体障害者更生相談所業務を兼任することになる。この兵庫県の障害者相談の窓口の仕事が、以後の私の人生を決定する転機となった。

帰国した1960年、30歳になった私は兵庫県立神戸医科大学整形外科教室に助手として復帰しました。復帰すると同時に、まず義肢製作に必要な材料を集め、国内で唯一義足を製

作できる医師として講習を開始し、各地へ出向きＵＣＬＡで学んだ最新技術を伝えました。
帰国してすぐに、兵庫県から柏木教授に対し身体障害者更生相談所の仕事をする医師の派遣依頼がありました。県立身体障害者更生相談所は、１９４９年の身体障害者福祉法発令後、各都道府県に設置された身体障害者の総合的な相談窓口です。義肢・装具・車いすの処方・修理判定、更生医療の適否判定、心理・職業能力判定、施設入所などの総合的な判定を行うことが仕事ですが、実際には県下の各自治体から依頼された身体障害者の更生用の義肢・装具・車いすの交付判定業務が中心でした。
僻地に住んでおられる障害者の方々に対する交付判定のために、兵庫県下を回って身体障害者の巡回移動相談を行うことも重要な仕事でした。県を10医療圏に分けて年35回実施しましたが、30年の間ほぼ私１人で担当しました。義肢装具の更新にあたっては常に新しい技術を導入し、障害者の生活の質を支えていかなくてはなりません
この仕事は多面的な知識が必要で難しい反面、県職員としての仕事ですので手当てが交通費のみであるため、教室のどの医師も敬遠して参加したがらないのは当然です。しかし、当時の神戸医科大学は県立医大でしたので、県からの依頼を拒否できません。困った柏木教授は私を呼んで、更生相談所の仕事をするよう指示されました。私はあまり深い気持ちがないまま快諾いたしました。

しかし、私の人生を振り返ってみますと、この兵庫県身体障害者更生相談所、そして付属の更生指導所の仕事こそが、私のその後の生き方に大きな指針を与えてくれる結果となりました。

切断者が我が師、地域が教科書――地域リハビリテーションとの出会い

当時、兵庫県には5千人の切断者が生活されていました。義足・義手は4、5年ごとにぼろぼろになるために新しいものに交換しなくてはなりません。下腿義足は、古いタイプの常用義足からPTB下腿義足へと変更し、大腿義足には吸着義足を導入し、これにより多くの切断者の笑顔を見ることができ、素晴らしい評価を得ました。

地方での巡回相談には、毎回約100人の障害者の方々が朝から弁当を持ってこられます。その中には、義肢を見事に使いこなされている切断者が数人おられました。「あなたが義足を使って生活されている所をぜひ見たい」とお願いし、週末を利用して切断者の自宅を訪問し、実際の生活の様子を追いかけ、見せていただきました。

そこで私が見たものは驚きに満ちた光景の数々でした。両上腕切断者の男性が、40頭の牛を1人で飼っている。両下肢切断者が雨の中、傘をさして自転車に乗っている。義手の曲鉤《きょくこう》を使って、大工仕事、自転車運転、農業などの様々な作業を巧みにこなしておられる。それ

らの様子に私は感動しました。今で言う訪問リハビリテーションの初めでしょう。

両大腿切断の方が、義足を装着し起立した状態で、どのように両手でネクタイを締め、トイレで、どのようにして後ろにひっくり返らずに用を足すのか。浜辺をどのように歩いておられるのか。どのように風呂入っておられるのか。両手のない人が背中を洗うときにどうやって洗うのか。両手両足のない人がどうやってパンツを上げるのか。利き手を前腕で切断した人が利き手交換ではなく前腕能動義手を装着し、切断前と同じスピードで素晴らしい手紙を書いている。ＰＴＢ下腿義足の方が田んぼの中で見事に作業しておられる、などなど。

それらは、実際に見なければわかりようがありません。私は、切断者のご自宅に伺い、彼らの日常をくまなく見させてもらいました。訪問リハビリテーションの中には、驚くような工夫に満ちた、教わることが多い無数の宝物があることを、身をもって体験しました。病院の中に閉じこもっていては、この宝物には会えません。

巡回移動相談は、新しい義肢の処方と普及が目的でしたが、多くの切断者に実際に会い、逆に見事な義肢の使い方を学ぶ機会になりました。この経験は「切断者こそ我が師、地域生活が教科書」という私の基本理念につながりました。

ある時から、私はその感動を伝えなければと思ってフィルムを回すようになり、やがて撮りためた映像を1本の映画にまとめました。この映画は後日、3ヶ月の海外視察旅行の中で世界中の人々に見てもらうこととなりました。

映画制作の過程で、アメリカで学んだ義足が実は日本の和式生活様式には合っていないという事実に気がつきました。日本人は玄関から住居に入るときに靴を脱ぐ習慣があります。そのさい、膝継手はできるだけ屈曲できないと、靴が着脱できない。そして畳の生活では正座はもちろん胡坐ができません。生活様式が異なるアメリカの義足ではこうした配慮がされていません。

そこで、膝の部分に回転盤をつけることを思いつき、そのアイデアを工学の先生に伝え試作してもらって、多くの切断者にご利用いただきました。室内での胡坐、横座りには横継手の屈曲角度130度以上が必要ですので、膝継手の処方如何が切断者の今後の生活を左右することになります。日本人の生活様式に向く義足を追求し始め、たどり着いた成果が、現在のインテリジェント義足の開発につながっています。

「お米の俵を結ぶための義手の手先をつくってほしい」、「屋根の瓦吹きをするのに屋根の角度にあった作業用義手で金槌を叩きたい。屋根の角度に会う義手手先をつくってほしい」、「魚釣りをしやすい義手手先がほしい」、「パチンコ屋に勤めているが、釘角度を操作する仕事をしているので、そのための義手をつくってほしい」などなど……

それらは全て生活に直結した要望でした。パチンコの釘の操作などは違法行為だったと思いますが、それが相談者の生活に結びついていることは間違いありませんでした。生活に直結した要望だから、応対するこちら側も真剣にならざるをえない。だからこそ面白かった。

熊や鹿、猪を捕る人の中に、狩猟仲間に足を撃たれ大腿切断した人がいました。彼が相談所の私の所に来て、「もう1回猟に行きたいので、そのための義足をつくってほしい」と言いました。詳しく話を聞くと、「坂道を登りたいので、義足は10ｃｍ短くて、足首が丸い形のほうがいい」と言います。そうでなければ彼は坂道を上手く駆け上がることができません。義足の本来の理論とは異なりますが、あえて義足を短くする方が生活に役立つと、ひたすら対応し、笑顔に接することができました。

豆腐を行商して生活している股関節離断の男性は、歩行生活のためにカナダ式股義足を装着しましたが、自転車に乗らなければ商売になりません。そこで自転車に乗るための義足を工夫して製作し、彼の素晴らしい笑顔を見ることができました。アメリカやヨーロッパの最新の義足も必要ですが、やはり私たちは和式の生活をする患者さんの日常生活に適応した義肢を考えて製作しなければなりません。

これらの巡回移動相談での数々の感激は、私にとって何事にも代え難い財産となりました。その多くが拙著「切断と義肢」に記載されていますので、ご参考にしていただければ幸いです。

この身体障害者更生相談所は、30床の身体障害者更生指導所が併設され、障害者の機能訓練を行う入所施設でした。しかし、風呂、トイレなどバリアだらけで、脊髄損傷など車いす利用者の人たちが生活できる環境ではありませんでした。

他に兵庫県下には車いす利用者を受け入れてくれる施設がなかったために、恥ずかしい思いをしながら、また、大変障害のある人々に申し訳ない気持ちで、島根県の玉造厚生年金病院にお願いして入院させていただきました。

一方、この身体障害者更生指導所の活用を考えねばなりません。そこでバリアがあっても生活ができる切断者の義肢装着訓練を目指す施設として、私が大学病院で手術した切断者のリハビリテーション施設として活かすこととしました。

その結果、入所者の大半は切断者となり、義肢装具装着訓練を行うセンターとして活性化することができました。まだPT、OTの資格制度のできる前でしたので、2人のマッサージ師、外部からの義肢装具製作技術者によるチームをつくり、グループ訓練を中心に、最寄の駅の階段を訓練に利用させていただきました。また、この指導所を利用して、多くの義肢装具製作技術者に対して、私がUCLAで学んだ製作技術の伝達講習を行いました。その関係で、ハード面での整備は遅れたものの、義肢の製作技術、装着訓練の内容が短期間に向上し、他府県からも応募してくる切断者が徐々に増えてまいりました。

しかし、この更生指導所では物理的に重度の障害者を受け入れることができず、その状況をなんとか打開しなければ県下の重度障害者に誠に申し訳ないとの思いがだんだん大きくなりました。

6 身体障害者巡回移動相談を通じて、多くの障害のある人々の地域生活から多面的なニーズを教わる

身体障害者巡回移動相談で得た貴重な体験は、障害のある人々が抱える多面的なニーズに出会えたことです。多くの障害者に接するうちに、リハビリテーションの最終ゴールである全人間的な復権を果たすには、多面的なニーズへの対応が必要と考えるようになりました。単に医療・福祉や介護サービスだけではなく、教育学習、社会生活力の確保、住宅、仕事、自動車の運転、スポーツ、バリアフリーのまちづくり（交通機関の利用、道路など）など多面的・総合的なリハビリテーションサービスが必要であること、そして、この多面的なニーズに応えることのできる兵庫県における拠点が必要ではないかと徐々に強く感じるようにな

りました。

兵庫県での総合リハビリテーション拠点の必要性を感じ、知事に直訴――ある県議会議員との出会いを足がかりに

日本人に合った新しい技術を用いた義手義足をつくるためには、リハビリテーション医療とリハビリテーション工学の接点となる場所とリハビリテーションエンジニアの参加が必要でした。そこで、神戸大学の医学部と工学部が一緒になって研究をするバイオメカニクスリサーチユニット（生物工学研究拠点）をつくっていただきたいと、神戸大学の教授会に意見書を提出いたしました。しかし、医学部では取り上げていただいたものの、工学部では、「前例がない」と却下されました。前例がないからこそ、神戸大学で先駆的な仕事がしたいと思っていました。しかし、残念ながら先進国では常識となっていた医療と工学の協働研究の重要性を理解していただけませんでした。

そこで、私は兵庫県に自分の「リハビリテーションの城」をつくる決意を固めました。そして、神戸医大整形外科教室の医局長をしていた1962年に、「総合リハビリテーションセンター」の構想をまとめ、金井兵庫県知事に提出しました。

しかし、当時はまだリハビリテーションという言葉すら一般に使われていませんでした。

その上、ヒエラルキーの象徴である県庁は、いくら身体障害者の巡回移動相談をひとりで行っている医師とはいえ32歳の若造の意見を受け入れてもらえる環境ではありませんでした。

しかし、ちょうどそのころ、私の患者さんの中に、脳卒中を発症し治療して病状が改善した県議会議員の仲間がいました。彼が「先生のおかげでよくなった。何かお役に立つことがあったら言ってください」と言ってこられました。

そこで、私は「知事は兵庫県を福祉先進県と言っておられるが、それにふさわしい施設は皆目ないではないか。そこで、県議会に障害者のリハビリテーションセンターをつくることを提議してほしい」と相談してみました。「やってみましょう」という返事が返ってきましたが、リハビリテーションという言葉の理解ができていない彼が県議会で知事に質問する原稿をつくる能力に乏しいのは当然です。

そこで私は「総合リハビリテーションセンター設立」に関する必要事項を書類にまとめ、県議会での質問資料として彼に渡しました。しかし、一方の知事も返答できないだろうと考え、県の主管課である更生課（現障害福祉課）に行き、「ある議員からこういう質問が出るので、そのときは、こう返事をしてください」と、予め前向きに検討する旨を記した回答書を渡しました。いつも私と一緒に県下の巡回相談にご一緒している県職員の人たちが私の真意を理解し応援に回ってくれたので灯りが見えてきました。

そして、私の原稿棒読みの県議会での質疑応答が始まりました。初めから上手くいくはずがありません。しかし、何度か県議会で同様な質問が出され、一緒に巡回相談に参加してくれた県職員の中に応援団ができ、状況は少しずつ実現に向け動き始めました。

そして、１９６５年に知事が遂に「県政１００年事業の中に総合リハビリテーションセンターの建設を入れよう」と県議会で返答されました。こうして総合リハビリテーションセンター建設計画が確かなものになりました。

最初に建設場所が問題となりました。担当された三木副知事は、私に対して「県は、センターの建設地として、玉津寮（現在地神戸市垂水区玉津町）と宝塚の中心部の2ヶ所のいずれかを考えている。早急にどちらかを選択するように」と指示されました。すぐに新谷更生課長と現地視察をしました。宝塚市は人口が多く、文化度も交通機関の利用度も優れていましたが、確保できる面積が狭かった。しかも、兵庫県全体で考えると位置が東に寄りすぎています。それに比べて、玉津と呼ばれた現在地は何もない田んぼの真ん中の土地でした。近隣に食事ができるような店もなく、バスも離れた国道に1時間に1台くらいしか来ません。それでも、今後の事業展開を考えたとき、11万m^2という広さは極めて魅力的でした。私は迷うことなく、玉津を建設地に選びました。

そして、１９６５年からは引揚げ者住宅の県住宅への移行が始まり、総合リハビリテーションセンターの建設に取りかかり、1969年10月に中央病院と管理棟をオープンいたしました。

「リハビリテーションセンター」の名称にこだわる

センターの名称をどうするかということが問題になりました。当時は「リハビリテーション」という言葉は定着しておらず、公用語として使われていなかったからです。

一般に、リハビリテーションとは、病気や外傷などにより生じた障害を、治療する手段であると受けとめられています。予防から早期、回復期、生活期、介護期そして終末期までの全てのステージにかけてのリハビリテーション医療を指しています。

しかし、「リハビリテーション」の語源からしますと「何らかの障害を受けた人を、再び、人間たるにふさわしい状態にすること」と解釈されています。つまり、人間であることの権利、尊厳が何らかの理由で否定され、人間社会からはじき出されたものが復権すること、「全人間的復権」という言葉がリハビリテーションに一番近い言葉でしょう。

障害があっても人間には変わりがない。その全人的復権を果たすには、医療だけではなんともなりません。これに社会生活力、職業、テクノエイドさらにはバリアフリーのまちづくりや車の運転免許といったことを含めた総合的な観点で「リハビリテーション」を考えていかなければ、1人の人が人間として社会の中で尊厳を持って生きていくことはできないと思っています。

総合リハビリテーションセンターを企画した当時から、私の中のイメージは現状のものと全く変わりませんでした。医学的リハビリテーション、社会的リハビリテーション、職業的リハビリテーション、義肢装具研究施設、自動車訓練施設、それから身体障害者更生相談所、それらが内包される総合的な施設をイメージしていました。

私の描くセンターのイメージの説明を聞いた県庁のスタッフが、「では、施設名は『兵庫県障害者福祉センター』にしませんか?」と言ってきました。当時、すでに国立と大阪府立の障害者福祉センターがあったために、福祉センターの名前が出てきて当然だったと思います。当時「全人間的な権利の復権」、「人間としての尊厳を守る」といった概念を含む適当な日本語がなかったためです。

しかし、私はこの県から提案された名称には強い抵抗感がありました。「障害者福祉センター」とすると、最も基本となる医療が抜けてしまう感じがしました。また、障害者をつくらないのがリハビリテーションの役割だと思っているのに、それを行うべきセンターの名称に「障害者の」という意味が入るのは極めて大きい違和感がありました。そもそも、私は行政が「障害者」という言葉を用いるとき、弱者に対する差別的な意識の存在を感じるため嫌でした。その上、「更生」という言葉に犯罪者扱いをされているようなニュアンスを感じました。そこで、最後まで「リハビリテーション」という名前にとことんこだわりました。

しかし、県庁も兵庫県身体障害者福祉センターの名にこだわったために、私は「では私はかかわるのをやめます」と県の担当者に伝えました。すると向こうは慌てて、「ちょ、ちょっと待ってください。県政100年事業でやることが決まっているのです。ここで先生に引かれると困りますよ」と言ってきました。結局、私の言いぶんがとおり、名称は「兵庫県立リハビリテーションセンター」と決まりました。

総合リハビリテーションセンターの誕生と整備——センターが目指したもの

1969年、私が39歳の時に兵庫県立リハビリテーションセンターの176床の病院と管理棟が完成し、スタートを切りました。

病院の4階に、須磨区にあった身体障害者更生指導所を機能回復訓練課として移転させ、県立身体障害者更生相談所を管理棟1階に移転させました。

1970年、兵庫県立リハビリテーションセンターに神戸大学の工学部から3名のリハビリテーションエンジニアが加わってくれました。当時はなかなかリハビリテーションの世界に飛び込んでくれるエンジニアはいませんでした。私が足繁く工学部に通いその思いが通じたのか参加が決定し、これが「義肢装具開発課」の設置につながりました。その後の彼らの研究成果は、インテリジェント義足や環境コントロールシステムの開発などにつながり、国際的な評価を得ることになりました。

また同時に、住宅改修とまちづくりを担当する「生活科学課」を設置しました。この両課が、阪神淡路大震災後にできた「県立福祉のまちづくり研究所」の基礎となっています。また、現在のロボットリハビリテーションセンターの基礎となっています。

わずか10億の予算で建てた当初のリハビリテーションセンターは、財政課の査定基準が病院でなく障害者入所施設並みで、病院建設の経験がない道路建設専門業者に落札されました。あまりにひどいので金井知事に文句を言いに行きました。私に対して知事は、「リハビリテーションのような施設は今後目的が変わっていくだろう。だから建物は15年持てばいい。その代わり、サービスの中味を充実しなさい」と言われました。そのために、完成した建物は病院とはとてもいえないような恥ずかしいものでした。予算がないために窓枠は鉄サッシとなったために、手術室には土ほこりが入り込み、冷暖房の設備が一部しか認められなかったため、頚髄損傷の方々が夏に欝熱を起こし、私は初年度に県の障害福祉課に急遽飛び込み冷房の予算請求をしながら整備を重ねました。

しかし建物の老化はひどく、予想以上に進行しました。その一方では、職員のチームワークが素晴らしく育ち、活気に満ち満ちていました。そのために、リハビリテーションセンター中央病院のベッド稼働率は95％を越え、入院希望待機者は常時150名を超え、県会でも増床の必要性が指摘されました。

そこで、1987年に、先の金井知事の15年のお言葉を引用し、総合リハビリテーションセンターの再整備計画・土地利用計画を貝原知事に提出いたしました。

貝原知事は、「センターの再整備は必要だと思うので、民生部で担当しましょう。しかし、センターばかりよくなっても駄目だ。リハビリ医療をセンターだけでなく、県下どこに住もうとも受けられるようにしよう。そのためには2次圏域ごとにリハ中核病院を指定し、そこに数名のリハ専門職を配置し、市町村の支援を行うようにしようじゃないか。その準備を衛生部でしてほしい」と指示を出されました。貝原知事の素晴らしいこの英断が、兵庫県での地域リハビリテーションシステムの始まりです。私はこの民生部、衛生部の両委員会の仕事を引き受け、その責を果たしました。

1992年に、まずリハビリテーションセンター中央病院を建て直し、176床から300床に増床しました。次に、重度身体障害者更生援護施設を社会リハビリテーションの拠点とすべく自立生活訓練支援センターとして新築し、150床に増床しました。さらに、兵庫県のリハビリテーションの中核機能として、研修機能を担う家庭介護・リハビリ研修センター、まちづくり、福祉機器の研究機能を担う県立福祉のまちづくり工学研究所を整備しました。

介護保険の導入とともに、全国の都道府県に介護実習普及センターと福祉用具展示室が設置されることが決まりました。そして、国基準では教務主任1人、介護機能相談指導員1人、事務員1人の3人体制が整備されました。しかし、私はセラピストが常勤していないと、福祉用具、住宅改修の相談、研修が十分できるはずがないと反対し、県を説得してPTやOTをスタッフに加えたリハビリ研修課を付け加えて、家庭介護・リハビリ研修センターといたしました。

私の予想したように、全国都道府県に設置された介護実習普及センターの中で機能を果たしている県はごくわずかとなっています。私のこの研修センターは、今後の地域における人材育成に欠かせない機能であると思っています。できれば当初私が企画したように、講師として総合リハビリテーションセンターの専門職がもっと積極的にかかわるべきと期待しています。また、リハビリテーション専門職は、福祉用具や住宅改修の専門職として、特に今後の介護ロボットの研究・開発・実践に参加するべきだと思いますので、研究所との協働で新しい開発に向かってください。大学の研究施設と異なり、私たちの総合リハビリテーションセンターの強みは、介護ロボットを必要とする多くの高齢者・重度の障害者の利用施設があることです。ニーズを掴むには絶好の条件が揃っています。逆に、利用しないと宝の持ち腐れとなります。

福祉用具や住宅改修に関する研究機能が必要と考え、義肢装具開発課をリニューアルしたいと知事に申し出たところ、貝原知事から「単に個々の福祉用具の研究だけでなく、居住環境、まちづくりまで含めた整備を行うための研究機関にしたほうがいいのではないか」との指摘をいただきました。そして、知事自らが「県立まちづくり工学研究所」と命名されました。この基礎工事中の1995年に阪神淡路大震災が起こり、いかに「連続性のあるバリアフリーのまちづくり」が大切であるかを実感すると同時に、貝原知事の凄さに感服いたしました。

このように、地域リハビリテーションシステムをはじめとして、貝原知事の先見性に富んだリーダーシップなくしては、この総合リハビリテーションセンターは現在のように発展できませんでした。改めて故貝原知事に心から深甚の敬意を払いたいと思います。

以後、兵庫県立総合リハビリテーションセンターは、歴代の知事と県議会のご支持により、総合リハビリテーションサービスを目指して、次のように整備してまいりました。

1973年：職業能力開発センター開設

1975年：勤労身体障害者体育館開設

１９８６年：福祉機器展示ホール開設
１９９２年：兵庫県立総合リハビリテーションセンターに改称
１９９３年：自立生活訓練センター（重度更生援護施設）開設
１９９５年：身体障害者自動車訓練施設開設
１９９６年：ウエルフェアテクノハウス神戸開設、福祉のまちづくり工学研究所開設、家庭介護・リハビリ研修センター開設
２００６年：県立障害者スポーツ交流館開設
２００８年：小児リハビリセンター、子どもの睡眠と発達医療センター開設
２００９年：高次脳機能障害相談窓口開設
２０１０年：総合相談所開設、２０１４年に地域ケア・リハビリテーション支援センターに改称
２０１４年：小児筋電バンクを設立
２０１７年：ロボットリハビリテーションセンター開設

この間に、多くの素晴らしい仲間に恵まれて、第6回ＩＳＰＯ世界大会神戸（１９８９年）、日本リハビリテーション医学会（１９９２年）を開催させていただきました。

その中でも、30数年にわたり、総合リハビリテーションセンターを育てていただき、リハ

療法部をリードされてきた中村春基部長（現日本作業療法士協会会長）と一緒に仕事ができたことが幸いでした。英国のＯＴの地域での活動を学ぶために、一緒に出かけたことも楽しい思い出です。障害のある人々のＩＡＤＬ（手段的日常生活動作）から、趣味、生きがい、仕事、社会参加などに、ＯＴの作業の領域を広げ、生活行為向上マネジメントに取り組まれました。そして2年前に作業療法士世界大会を見事に成功させられたことを仲間として誇りとしています。

知事さんとの信頼関係構築の大切さ

この総合リハビリテーションの構想は、あくまで私が障害者のニーズを基本にして総合的にプランしたものです。後にＷＨＯ（１９６８年）は「リハビリテーションとは、医学的、社会的、教育的、職業的手段を組み合わせ、かつ相互的に調整をして、訓練あるいは再訓練をすることによって、障害者の機能的能力を可能な限り最高レベルに達せしめることである」と明記しています。「ニーズに合わない事業は失敗する」を基本理念において整備してまいりました。結果として、兵庫県立総合リハビリテーションセンターの方向性が誤っていなかったと自負しています。

総合リハビリテーションセンターを構築する上で最も大切にしてきたことは、利用される障害のある人々の立場に立って、相談の窓口機能から、医療リハ、社会リハ、教育リハ、職業リハの4つの柱＋研修・研究機能を明確にすることでした。そして、この4つの建物を2階でつなぎ、利用者が雨天でもどこの機能も利用しやすいように企画しました。今では考えられないことでしょうが、当時まだバブルがはじけていなかったために、8年間にわたる建設計画が許されたのも幸いでした。

このセンターの構築は長年にわたりますために、私はこの分野の連携を目的にした土地利用計画および、長期にわたるセンター構築の年次計画を立て、実行に移しました。

私の長年の経験から、施設の構築にさいして重要なことは、できるだけ具体的に現場での意見を集約して、プランをつくって県側に提出することです。抽象的な要求では、県の担当窓口は受け付けてくれません。具体的なプランを図面にしてつくるには、建築専門職に依頼することが大切ですが、残念ながら、その費用は未来の架空の建物にはつきません。

しかし、センターにとって幸いであったことは、県の建物を設計する営繕課の黒田課長補佐が、私のセンターの構想に感動して、ライフワークとしてセンターの構築に取り組んでくれたことでした。彼のセンターにかける素晴らしい情熱と努力が、その後建築学会で認められ、センターが「公共建築賞」はじめ多くの賞をいただく成果につながりました。

私が夢をかなえる上で最も心強かった存在は、兵庫県の歴代の知事——金井元彦さん、坂井時忠さん、貝原俊民さん、そして現井戸敏三知事さんの温かいサポートでした。

特に、貝原俊民知事の存在なしでは、リハビリテーションセンターの発展はありませんでした。貝原さんが自治省から兵庫県の財政課長に就任されてきた時に、ちょうど能力開発センターの建設の査定を担当されていました。財政課から割り当てられた予算が驚くほど低かったので、普通の予算決定システムでは許されない行動でしょうが、無知な私は必死の思いでいきなり財政課に飛び込み、「この予算では、全国初めての障害者の能力開発センターの運営ができない」と抗議いたしました。

すると、当時の貝原財政課長が「いくらいるのですか?」と言うので、「1億5千万足してほしい」と根拠を説明いたしました。すると彼は「それだったらやりましょう」と答えられ、話が進みました。この貝原財政課長が、その後、財政部長になり、それから副知事、知事になられました。

新病院や福祉のまちづくり工学研究所などの建築が進む中で、それぞれの建築についての財政課の査定に対して、再三直接知事の所に行き、見直していただき増額させていただきました。そんなことが毎年のように続き、知事が財政課の担当者に対して、私の了解を得ているかとお聞きになるようになりました。こういったルール破りの私の行動に対する県庁内での評価は最低であったと思います。しかし、15億円を復活させていただいた中央病院、15

00m²を追加していただいた福祉のまちづくり研究所は、25年経過しましたが、質の良さを保っていると自画自賛しています。

貝原さんが知事をお辞めになってしばらくしたころ、食事にお誘いしたことがありました。食事中、「私の無知ゆえに再三予算をひっくり返して申しわけありませんでした。心からお詫びしたい」と頭を下げました。財政課が決めた予算をひっくり返すのは大変なことと後で気がついたからです。

すると、貝原さんは「まあ、そーだけれどー、県立病院10施設の病院長で、私の所に来て直接文句言ったのはあんたしかおらなかった」と言われました。さらに、彼は「やっぱりいい病院をつくってくれたほうが素晴らしい」、「玄関入ったら天井の低いような病院ばっかりつくりよって、ろくなことはない」と続けられ、ほっとしました。

貝原さんには、1989年に私がISPO世界大会を神戸国際会議場で開催した時に、開会式と閉会式と知事のレセプション全てに出ていただきました。世界大会に3回も知事が出て来られるなんて話は他では聞かれない話だそうです。

このISPO世界大会の時に、ベトナムの骨盤結合児のベトちゃんドクちゃんの支援団体の方々が来られ、「ドクちゃんが義足をつけたがっている。一度ホーチミンに行ってくれないだろうか」と申し出がありました。

私は、骨盤から下肢を外した断端に対する義足についてかなりの経験を持っていたので、OKの返事をいたしました。自費で渡航するつもりでしたが、県職員として休暇をいただくために県の許可が必要です。そこで、担当の県福祉部長に相談したところ、「5日間休暇をあげますから、『休暇願い』を出してください」と言われ、決済をいただくために県庁に参りました。

あのころはマスコミがドクちゃんを追いかけていましたので、「私の行動がテレビで映されても問題ないですか」と聞いてみました。部長が「ちょっと待ってください」と貝原知事の所に飛んでいかれ、顔色変えて帰って来られました。「先生、知事が呼んでいます」。そして、知事から、休暇でなく出張の許可をいただきました。貝原さんに「こういう話は県としては大変名誉なことだ。総合リハビリテーションセンターの宣伝にもなる。そんな時になんで、休暇や旅費のことなどにこだわっているんだ」と、部長はひどく怒られたため、気の毒な思いをしました。

2000年に現役の所長役を退き、社会福祉事業団顧問として毎週月曜日に勤務していたときに、「のじぎく療育センター」を廃止し、総合リハビリテーションセンターが受け皿となることとなりました。しかし、病院近くに敷地がなくやむなく3ヶ所に分断する案が出てきたことを知り、リハビリテーション機能別にセンター再整備を企画してきた私は激昂しました。

立派な県立障害者スポーツ交流館が別にできており、病院の隣にあった勤労障害者体育館は老朽化し、以前三木副知事との約束で体育館を取り壊しそこに小児のリハビリセンターを設置する土地利用計画が私の頭の中にあったためです。しかし、県職員から井戸知事さんが体育館は多い方がいいので、取り壊しを反対されているためにどうにもならないとの返事を聞き、急遽、知事に計画変更のお願いに参りました。井戸知事が私の考えを急遽取り入れくださり、体育館の取り壊しと小児リハビリテーションセンターの設置を許可されました。障害のある人々の立場に立って、専門職が行政に対して直言することがいかに大切かを知った瞬間でした。と同時に、私の思いを直ちに受け入れてくださった井戸知事に心から感謝しております。

公立みつぎ総合病院を育てられた山口昇先生は、対談の中でも、行政責任者との信頼関係、コミュニケーションが大切であると述べられています。全く同感ですが、一方では県職員との良好な信頼関係の構築が大切で、中央病院の建築予算の積み上げは、担当の県職員の頑張り、応援があったからこそ実現できたと確信しています。

以上のように、この50年間かけて、こつこつと兵庫県立総合リハビリテーションセンターを整備してまいりました。しかし、50年が経過し組織が肥大化すると、いろいろな解決しなければいけない問題が山積してまいります。常に障害のある人々のニーズにあったサービスができているか。総合リハビリテーションセンターの中身の再点検の時期に来ています。

幸い、所長を陳隆明という国際的な企画性に優れた素晴らしいリーダーが引き継いでくれています。また、リハビリテーションマインド満載の大串幹先生が熊本大学から着任され、センターの将来に向けて灯りが点されたので今後が楽しみです。「事業は人なり」。なんといっても医療、社会福祉、職業、研究など各分野における人材の育成と横の連携・チームアプローチに将来がかかっています。少しでも多くの県民の方々にセンターをご利用いただき、兵庫県に生まれたことを喜んでいただければこれに勝る喜びはありません。

7 バリアフリーのまちづくりへの挑戦

神戸市・兵庫県における福祉のまちづくり条例の設置へ

障害者の社会参加を目指し総合リハビリテーションサービスを進めている中で、最も大きな壁だと感じたのはソフト、ハードにわたるアクセスを妨げるまちづくりでした。個々の建物、交通機関をつなぐ連続性があるバリアフリーのまちをつくってこそ、障害のある人々の自立した生活を支えることができるのではないでしょうか。

その思いから、1974年に神戸青年会議所の支援およびセンターの車いす利用者の協力を得て、三宮を中心としたまちづくりの実態を調査しました。信じていただけないと思いますが、当時は神戸市の町の中心部でさえ車いす利用者に対するトイレが皆無でした。ノンステップバスはなく、障害のある人々は交通機関の利用ができませんでした。

この調査報告書を神戸市と兵庫県に提出した結果、神戸市では1976年に委員会が設置され、1977年に福祉条例が発効されました。これが現在の神戸市の福祉市政の基礎となっています。1993年には兵庫県で福祉のまちづくり条例が施行されましたが、その条例づくりに私も微力を尽くしました。ともに政令都市、都道府県では全国では始めての福祉のまちづくり条例となりました。

当時神戸市では地下鉄の計画が進んでおり、現在では考えられないことですが、駅にエレベーターが必要かどうかが神戸市の委員会で議論になりました。私は、各駅にエレベーターと車いす利用者用のトイレを設置することの必要性を強く主張しました。その結果、神戸市は私の主張を取り入れて、山手線全ての駅にエレベーターを設置し、今では障害者のみならず、バギーを押しているお母さん、高齢者、重い荷物を運ぶ若者などあらゆる人々に利用されています。

しかし、私が本当に交通機関を利用する権利――移動権が人権ではないかと感じたのは、1995年の阪神淡路大震災における経験がきっかけでした。それまでは、バリアフリーと言いながらも、車いす利用者のバス、電車の利用は拒否されていました。当時の身体障害による車いす利用者の「青い芝」の人たちのバスの乗車拒否に対する数々の勇気ある行動があったにもかかわらず、残念ながら交通機関の利用につながっていませんでした。

この阪神淡路大震災の時に阪神間の6交通機関が全て分断され、JRも灘駅と住吉駅間の復旧が遅れ、私どもはこの間の連絡バスをよく利用していました。冬の厳しい寒さの中を長くバスを待つことがあり、不平が聞こえて来ました。その時に、車いすの仲間が私に言った言葉が胸に突き刺さりました。「あなたたちは待てばバスに乗せてもらえる。しかし、私たち車いす利用者はいつまで経ってもバスに乗せてはもらえないよ」。

電車・バスなどの交通機関を利用できるまちをつくらなければならない。「移動権」、「交通機関の利用権」は、基本的な人権であると気づきました。当時、総合リハビリテーションセンターでは、福祉のまちづくり工学研究所が建設中であり、私はその長を兼任していました。その立場からも、この言葉にショックを受け、すぐに震災対策の委員会に、連続性のあるアクセスフリーのまちづくりの必要性をまとめて提出いたしました。

その後、車いす利用者の方が交通機関を利用される姿を当たり前のように見かけるようになりました。しかし、障害者差別解消法が発行した現在でも、まだノンステップでないバスの購入や上りしかないエスカレーター、車両の床面と電車の床面との落差など、随所に多くのまちづくりの課題を残しています。障害のある人々の住みやすいまちは誰にとっても住みやすいまちに通じます。２０２０年の東京パラリンピックに向け、個々の建造物内のアクセスだけでなく連続性のあるバリアフリーのまちづくりを目指したいと思います。

最終的には、障害のある人々や高齢者などあらゆる人々が、安心して住み慣れた地域で活き活きと住み続けることができる社会づくりが必要です。そのため、私は地域リハビリテーションを次のライフワークとしました。年齢・障害の区別・性別・国籍を超えて誰もが排除されないインクルーシブ（包摂）地域共生社会をつくり上げることをゴールとするべきでしょう。

第2章

我が国の義肢装具に関する基盤整備にとりかかる

1 日本義肢装具研究同好会（現日本義肢装具学会）を立ち上げる

私がアメリカでの義肢装具の研修から帰国し、県下の身体障害者の巡回移動相談に参加し始めた１９６０年ごろは、まだ国内で義肢装具にかかわる人々の集まる場所・組織などがありませんでした。

そこで、岡山県で私と同じように身体障害者更生相談所の仕事をされていた武智秀夫先生と相談しました。意気投合して、まず国内の義肢装具に関係する医師、義肢装具製作者、リハビリテーション専門職、エンジニアなどに呼びかけ、１９６８年３月に神戸の国際会館にて第1回「日本義肢装具研究同好会」を開催しました。全国から約１００人の方々の参加を得ました。議題として、義肢装具の教育、義肢装具製作専門職の資格制度、縦割り行政下にある義肢装具支給法制上の問題などを取り上げました。

その後、年2回の開催を目指し、研究同好会から日本義肢装具研究会、そして、１９８５年日本義肢装具学会の設立へと発展し、一昨年30周年を迎えることができました。昨年、日本義肢装具学会が、私が始めた日本義肢装具研究同好会の意義を重く受けとめて、50周年記念大会を開催されたことに感謝したいと思います。

この間に、我が国の義肢装具の現状は著しく改善されました。その第1の貢献者は、日本リハビリテーション医学会の会長をされていた土屋弘吉先生です。私どもの義肢装具研究同好会の動きをご覧になって、日本リハビリテーション医学会に義肢装具委員会（澤村誠志委員長）を設置（1971年）されました。翌年、日本整形外科学会にも義肢装具委員会（加倉井周一委員長）が設置されました。この両学会の義肢装具委員会が常に協働で作業し、義肢装具分野における多くの基本的な問題に取り組みました。

最初の日本リハビリテーション医学会の義肢装具委員会で、これからの取り組むべき課題を検討し、
①義肢・装具に関する医師卒後研修
②義肢装具製作技術者の養成と資格制度
③義肢装具支給体系上の問題
④義肢装具の標準規格化
⑤義肢装具のＪＩＳ用語の作成
⑥義肢装具の研究開発体制の整備
などを挙げました。

以後、日本整形外科学会の義肢装具委員会との協働の中で、加倉井周一（東京都補装具研究所）、初山泰弘（国立身体障害者リハビリテーションセンター）、飯田卯之吉（国立身体障害者リハビリテーションセンター補装具研究所）、渡辺英夫（佐賀大学）、川村一郎（日本義肢協会）、武智秀夫（岡山大学）、土屋和夫（労災リハビリテーション工学センター）、青山孝（労災リハビリテーション工学センター）、今田拓（宮城県拓杏園）、田澤英二（国立身体障害者リハビリテーションセンター学院）などの先生方が将来に向けて極めて精力的に動かれました。

この先生方の前向きで献身的なご努力と厚生省、通産省の専門官との協働により、それまで他の先進国から大きく遅れていた義肢装具のレベルを国際的なレベルを超えるものにし、今日の義肢装具サービスまでの基礎をつくることができました。

特に、1989年ISPO世界大会神戸ではこれらの先生方の献身的な全面協力によりオールジャパン体制が取れたことが大成功の基礎となりました。残念ながら、中心的活動をされた加倉井周一先生をはじめ、多くの先生方がお亡くなりになっておられますが、生前のご努力に心から敬意を表しご冥福を祈りたいと思います。

2 義肢装具の発展には、厚生労働・経済産業行政との協働が不可欠

このように義肢・装具領域で、多くの成果を挙げ得た原因として、厚生・通産行政との協働が上手く進んだことを挙げたいと思います。厚生省社会援護局更生課の専門官とともに、補装具委員会の設置、厚生省、労働省での義肢装具委員会の設置がされたことが挙げられます。特に、更生課の河野康徳専門官に10年間協働いただいたおかげで、義肢装具のＩＳＯ／ＪＩＳ規格・標準化、ＪＩＳ用語、義肢価格制度などを急速に整備することができました。

今後とも、日本義肢装具学会、日本義肢協会、日本義肢装具士協会の連携の基に、ぜひ障害者のニーズに即した質の高い義肢装具の給付を目指していただきたいと思います。私の経験からすると、今後の厚生行政との信頼関係が最も重要だと思います。義肢装具サービスの現場の情報を常に提供し、厚生労働省に義肢装具委員会を設置し、密接な連携をもとに義肢装具サービスの質を高めていくことが大切です。

3 義肢装具士法の設立

この経緯の中で、最も困難で実現まで12年間を要したのが義肢装具士の国家資格制度の確立でした。「新しい国家資格はつくらない」との厚生省医事課の方針に対抗して、義肢装具関係団体の結束を図り共同で要望書を毎年提出し続けましたが、その壁を越えることは困難でした。

この間に、かねて念願しておりました「義肢装具専門職養成過程」が1982年国立身体障害者リハビリテーションセンター学院内に設置されました。1985年の第1期生の卒業時にはなんとか国家資格制定を間に合わせたいと努力をしましたが、間に合いませんでした。

しかし、斉藤十郎厚生大臣、そして、阿部正俊医事課長が就任された時に、またとない好機に恵まれました。私が当時行っていた切断術後義肢装着法の中で義肢装具士の手術室内でのギプスソケットと仮義足の装着の現状を報告した時のことです。阿部課長の表情が変わり、「手術室での仕事をしているのなら資格制度を考えなくてはならない」とおっしゃり、すぐに制度の確立に向けて動かれたのです。遂に1987年5月30日に義肢装具士法が設立いたしました。長きにわたって献身的な努力をされてこられた川村一郎日本義肢協会理事長とともに喜び合ったことが思い出されます。

4 我が国の義肢装具領域における国際貢献を目指して

海外先進国のリハビリテーション施設と義肢装具研究施設の視察

県立リハビリテーションセンターの発足を前に、思いがけなく兵庫県から海外のリハビリセンターの視察の機会をいただきました。県から示されたのは8日間の予定でした。しかし、8日間では何にもできないと判断し、兵庫県に3ヶ月の予定に変更をお願いし、世界のリハビリセンターと義肢装具研究所の訪問を企画しました。65ヶ所の訪問先に手紙を出し、返事をいただいた23ヶ国、37ヶ所の施設を3ヶ月かけて訪問することにしました。

問題は旅費です。今のように銀行のカードのない時代です。県からいただくお金は70万円、どうしてもその倍は必要と考え、貯金をはたいて世界旅行切符と現金を腹巻に入れ、1日27ドルの超貧乏旅行に出かけました。ホテル代を入れての27ドルですから、タクシー、電話の利用ができず、にわかクリスチャンとなってＹＭＣＡホテルを主として利用させていただきました。

駅に寝泊りしたこともあり、何度か危険な目に遭いました。しかし、私の心は、新しい発見を求めて毎日が晴れでした。歩く機会が多く常に空腹でしたが、極めて心身とも健康でありました。これも、シアトルでの苦しいインターン生活と、少しよくなった英語力のおかげです。

香港、インドネシア、インドなどアジアの国から、ロシア、ポーランド、スイスを経由してデンマークに入り、コペンハーゲン整形外科病院で後にＩＳＰＯ初代会長になられたクヌッド・ヤンセン院長にお目にかかりました。いきなり、日本の義肢装具サービスはどうしているのだとの質問を受けました。国際的には、日本の義肢装具の教育やサービスに関する報告が皆無に近く、日本と連携が取れないので困っている。ＩＳＰＯに加入し、日本支部を立ち上げてほしいとの要請を受けました。さらに、アジア諸国の現状がよくわからないので、アジア諸国の窓口にもなってくれないかとの相談を受けました。

スウェーデン、フィンランド、ノルウェー、フランス、ドイツ、イギリスなどヨーロッパの国々を歴訪し、アメリカのニューヨークの空港に到着しました。米満弘之先生のご配慮で、同じ熊本大学からニューヨーク大学でリハビリテーション科のレジデントをされておられた渡辺英夫先生にお迎えいただきました。ご自宅で奥様から心のこもった最高の和食のおもてなしをいただいたことは一生忘れられない思い出となりました。渡辺先生は、熊本大学から佐賀大学に赴任されましたが、我が国の装具のレジェンドであり、その後ＩＳＰＯの大会に一緒に参加させていただき、神戸の世界大会でもご夫妻の温かいご協力をいただきました。感謝、感謝です。その後、カナダを経て無事帰国することができました。

この訪問を通じて、私が文化の異なる日本人の生活様式に合った義足の適合に関する切断者の実例を集めた映画を持参し、多くの場所で発表の機会をいただきました。この映画のおかげで、扱いが単なるビジターから講演者に変わる瞬間を経験しました。その待遇の大きな差を感じることのできた貴重な機会でした。

当時、切断術直後の義手装着法が脚光を浴びていた時代であり、そのパイオニアであったポーランドのコンスタンチンリハビリセンターのマリアン・ワイス教授を訪れ、映画を上映する機会をいただきました。幸いに高い評価をいただき2日続けて国立バレー団の上演を貴賓席から観させていただく光栄に預かりましたことが強く印象に残っています。

帰国後すぐに、ＩＳＰＯ日本支部を立ち上げ、事務局を総合リハビリテーションセンターに置きＩＳＰＯに仲間入りをいたしました。

5　ＩＳＰＯへの参加と世界会議神戸の開催

1970年にＩＳＰＯが設立され、1974年に第1回世界大会がスイスのモントルーで開催され、その時に招待講演の機会をいただきました。この大会で私が先に世界を旅行した時に会った各国の多くの先輩方に再会し、これがＩＳＰＯとの固い絆の始まりとなりました。

以後毎年2回コペンハーゲンで開催されるＩＳＰＯの理事会に手弁当で参加しました。ホテル代が高くて払えないために、1泊3日での参加という彼らにとって理解しがたい方法で、アジアからの情報を発信いたしました。

この行動が評価されたのか、第4回のロンドン世界大会で、ジョージ・マードック会長から突然呼び出され、「あなたが理事会で新しい理事として推薦されたので、壇上に上がってください」との指示を受け、これがＩＳＰＯ活動への参加の始まりとなりました。

理事と同時にアジア担当の国際コンサルタントを務めることとなりました。そこで、休暇をいただいてはアジア諸国の義肢装具サービスの現状を見て回り、毎回の理事会で報告を続けました。この私のくそまじめな行動が認知されたか、思いがけず3年後の理事会で副会長として選出されました。

さらに、かねてから私が念願しておりました第6回ISPO世界大会を1989年日本（神戸）で開催することが決定し、ようやく義肢装具の世界において日本が世界の舞台に立つことになりました。

問題は開催にかかる経費です。当初予定していた東京のホテルでの開催は予算的に無理がありできない。そこで、当時国立身体障害者リハビリテーションセンター総長を勤められていた津山直一先生から「開催地を神戸に変更してはどうか」とご助言いただき、神戸国際会議場に変更させていただきました。

アジアでの初めての世界大会ですので、少しでもアジアの開発途上国からの参加を得たいと思い、日本政府との共催をお願いするために厚生省に日参しました。「アジア諸国には義肢装具の必要な方々が2000万人おられるが、義肢装具製作者の教育が行われていない。また、アジア諸国ではどのような義肢装具が使われているかを知る必要がある。そこで、アジア諸外国で利用されている義肢装具の展示をしたいので、なんとか厚生省の共催支援していただけないか」とお願いいたしました。

この思いが通じて国の共催が決まったことにより、経済的のみならず社会的な意味でも素晴らしい大会となりました。同僚の中島咲哉先生とともに事務局を担当し、土屋弘吉先生に組織委員長をお願いし、津山直一先生をはじめ、加倉井周一、初山泰弘、川村一郎、渡辺英夫、佐藤和夫、田澤英二先生などの献身的なご協力を得て、オールジャパン体制で大成功を収めることができました。

日本人の「おもてなしの心」がこの大会の印象を決定づけたように思えます。その意味では、数々の心のこもった社交的な行事とともに、レディースプログラムをやり遂げた妻と奥様方のご健闘に心からお礼を申し上げたいと思います。

関西にはおっちょこちょいという言葉があります。前後のことを考えないですぐいい格好をつけたがることで、私の悪い癖でもあります。20年近く長い間付き合ってきたISPOの役員仲間の喜ぶ姿を見たいとの思いから、自腹覚悟で、理事会終了後50人をバスで有馬温泉に連れて行くことにしました。一緒に風呂に入り、最高の和食をたしなみ、芸者を呼んで踊りとカラオケを楽しみました。このおもてなしの企画は見事的中し、多くの笑顔に接することができました。大会終了後の理事会で、ISPOの育ての親とも言われたボスのジョージ・マードックが私の所にきて頭を下げ、号泣されました。全てにおいて完璧であったとの賞賛を受けたことは私の一生に残る感激でした。

10日間妻とホテルに泊まりこんでのおもてなしにより、多くの参加者の謝意の中で世界大会を終了し、妻と万歳三唱をして久し振りに帰宅しました。私が59歳、普通なら定年を迎えるところです。

6　ISPO会長職をなんとかこなし、アジア義肢装具学会を設立

神戸の世界大会を終了し、これで義肢装具領域における仕事が一段落して、義肢装具から離れて総合リハビリテーションセンターの再整備と次のライフワークの地域リハビリテーションに専心する覚悟でした。

しかし、その数日後にグラスゴウのヒュウズISPO会長から、「新理事会で、君が次期会長に決定したので、受けてほしい」との電話連絡をいただきました。全く考えたこともなかったことであり、私の英語力では、年2回の理事会、国際委員会の運営はじめ、世界を相手にしての会長職が務まるはずがないと丁重にお断りしました。しかし、皆でサポートするからなんとか引き受けてほしいとの再三の強い言葉に押し切られてしまいました。

結局、以後9年間ISPOの中枢に座ることとなり、3年間のISPO次期会長職についで、1995年から会長職として、インド、タイ、アフリカなどでセミナーを開きながら、

1998年のアムステルダム世界大会まで会長職をなんとか勤めました。会長職の間、最も私が興味を持ったのが、WHO、ILO、RI、ICRC、HIなどの国際組織との連携をどのように進めるかであり、多くの友人に恵まれました。

当時「ISPO会長職の間に、一度会長の母国で理事会を開く」というルールがありました。そこで、義肢装具のトップにいる理事のメンバーに、神戸での理事会に参加していただくだけではもったいない、なんとかこの理事会後に残っていただき、アジア諸国の代表者を招いてセミナーを開きたいと企画しました。私がアジアの国際コンサルタントをしている間に会った各国の代表者を選択してネットワークをつくろうとしていた成果を活かすためです。そこで、長くアジア開発途上国に対する支援活動を行ってこられた田澤英二先生と相談し、幕張でアジア義肢装具セミナーを開くこととしました。1997年兵庫県立総合リハビリテーションセンターで理事会を開いた後、理事会メンバーを新幹線で幕張に移動させました。アジア諸国の代表者との会合の後、田澤英二先生の企画により初めてのアジア義肢装具学術セミナーを開くことができました。

このアジア義肢装具セミナーは、その後APOSM（Asian Prosthetic Orthotic Scientific Meeting）として、香港、韓国、香港、神戸、台湾、韓国で開催され、次回はタイで行われる予定です。この経緯を通じていただいた、陳隆明会長をはじめISPO日本支部事務局を務めてくれている佐々木伸、渡部匡朗両氏の隠れたご努力に感謝したいと思います。

7 アジア開発途上国での義肢装具士教育施設の建設を開始

アジアの低所得国を回って一番必要と考えたのが、義肢装具士の教育施設の建設でした。特に、義肢装具の領域における国際障害者年のメモリアル事業として、日本として何か具体的な成果を残すべきと考え、「アジア義肢装具センター」の開設を国に提案しました。当時、カンボジアをはじめ対人地雷による切断者が多く発生していましたが、各国共に障害者に対する義肢装具の製作サービスができず苦慮していました。特に、義肢装具製作技術者の養成、材料や義肢装具部品の確保、そして農村地域に住む障害者への義肢装具サービス、それを支える地域リハビリテーションシステムの確立などが問題となっていました。

そこで、アジア義肢装具センターの設立に向けて行動を開始し、すでにNGO「Hope」を組織し、アジア諸国で障害者の支援に当たっておられた田澤英二氏に協働をお願いしました。

当初外務省からの無償供与を期待して、我が国からのODA支援額が最も多く、またCB

R活動を率先されていた私の長年の仲間ハンドョ医師がおられるインドネシアに教育拠点をつくる計画を立て実行を試みました。インドネシア政府保健省と我が国の厚生省、外務省、日本大使館などとの連携を図りながら、何度もジャカルタを訪れました。

やっとインドネシア保健省の合意を取り付けたものの、我が国の2年ごとに代わる外務省の担当課長のアジア地域における義肢装具に関する国際組織（WHO、ICRC、HI、WOC、RIなど）との日常の連携不足と、社会資源に対する情報の貧困さに驚きました。さらに、義肢装具士の教育にはカテゴリーⅡでも3年制の教育が必要であると決めたISPOとWHOとの合意に反して、「低開発国であるから8ヶ月でいいでしょう」という国際的、基本的認識の不足に驚き、立腹しつつ、断念せざるをえませんでした。

日本財団の協力を得て、アジアに義肢装具士教育施設を建設

失意の中、田澤英二先生を通じて、このような我々の長年の行動に注目していただいていた日本財団から思いがけない温かい支援を受けることとなりました。また、兵庫県立総合リハビリテーションセンターが長く神戸JICAの支援を受けて、タイの国立シリントンメディカルリハビリテーションセンターの職員研修にかかわっていた経緯も評価されました。

そして、2002年にタイのマヒドン大学に4年制の義肢装具士学科を開講することに成

功しました。その後、日本財団の支援継続を受けて、インドネシア、フィリピン、スリランカなどの義肢装具士の学校を設立する成果につながっています。

8 世界義肢装具教育者会議ISPO Global P & O Educator's Meeting（GEM）を2014年神戸で開催

ＩＳＰＯの教育委員会では、世界の義肢装具教育機関が初めて集う合同会議を開くことを企画していました。私が校長を勤めていました神戸医療福祉専門学校三田校にＩＳＰＯ日本支部を置き、事務局長を務めていた内田充彦氏がその誘致に意欲を燃やしていました。

彼の思いがけない急死後、その思いを佐々木伸新事務局長が引継ぎ、２０１５年6月神戸で世界義肢装具教育者会議を開催いたしました。41ヶ国より１３２名が参加し、教育モデルの開発、教育機関の間の情報交換などの重要課題が討議されました。日本支部事務局がある神戸医療福祉専門学校三田校で、我が国の義肢装具士教育の現状を見ていただきました。学生が日本古来の文化を紹介し、交流の機会がつくれましたことも学生にとって思い出深い機会になったと思います。

9 優れた後継者の育成が極めて大切

後継者、陳隆明先生による2019年ISPO世界大会の成功と義肢装具にかかわる若い世代の専門職のできるだけ多くの参加を願う

優れた後継者を育て次代に引き継ぐことは、私の最も重要な使命と思っていました。そのためには、私の総合リハビリテーションのマインドを持ち、できればライフワークとして取り組んだ義肢装具に興味を持つ後継者を育てることが私の最も重要な責務と考えていました。

幸い、私に勝る義肢装具の研究開発を進め、多くの研究スタッフを育てた陳隆明先生が、総合リハビリテーションセンターの優れた後継者に育ってくれたことは最高の喜びです。

陳先生は、私の後ISPO日本支部を引き継ぎ、ISPO理事として義肢装具の領域における我が国の国際的な活動を牽引されています。また、陳先生の世界大会の誘致に向けての、

国、兵庫県、神戸市を巻き込んだ見事な活躍により、2019年10月5日に再びＩＳＰＯ世界大会が神戸で開催されることが決定しました。

この大会は、私が事務局長を務めた第6回ＩＳＰＯ世界大会神戸から、ちょうど30年目になります。陳先生がリーダーとして事務局長を担当され、私が義肢装具関係学会や業界の組織委員長を務めることになりました。

問題は私の寿命です。いつ死を迎えてもおかしくはありません。2019年には89歳となります。ＩＳＰＯの世界大会を何度か経験しているとはいえ、こんな老人が世界会議で役割を持つこと自体、非常識極まるとのご批判を受けるのが当然です。果して、それまで命が持つかどうかわかりませんが、微力を尽くしたいと思っています。

この世界大会は、何10年に一度我が国で開催される大会です。若い世代の皆さんにとっては海外の多くの専門職の方にお会いする絶好の機会となります。せっかくの人生です。これを機会にできるだけ広い視野の中で、国際的に通じる研究のきっかけをつくりませんか。

第3章

「地域リハビリテーション」をライフワークとして選ぶ

1 重度の認知症となった母の行動から、地域リハビリテーションの重要性と我が国の医療福祉の貧しさを学ぶ

私の母は、祖母について、数年間に徐々に重度の認知症となり、在宅ケアの大変さを私たち家族に体験させ、私のライフワークとなった地域リハビリテーションの重要性を教え、私を導いてくれました。

40年前に81歳で亡くなった母親は、私たち兄弟にとっては教育ママそのものでした。男勝りの性格から、一般の主婦と異なり不在がちな父を支えながら、澤村家の大黒柱的な存在でありました。母のリーダー的な性格から甲子園の出場常連校でありました高等学校の同窓会会長として、よく募金活動に走りまわっていたことを記憶しております。

また、私のような怠け者の信者と違って日蓮宗の大変な信者であり、父の亡き後本門仏立寺の事務局長として毎日お寺に行っていました。今思えばこのお寺の仕事が母の生きがいであり、お寺がデイケアセンターの役割を果たしていたように思います。その気丈な母が、認知症の進行に伴って計算ができなくなり、だんだんお寺の皆さんからの信頼を失い、ある日

突然涙声で私に電話をかけて助けを求めてきました。

私どもは、当時母とは別居しておりましたが、妻と相談しすぐに母を引き取り、同居生活を始めました。今までの男勝りの気ままな生活から、お寺をはじめとする多くの友人と没交渉とならざるをえなくなり、妻の献身的な介護にもかかわらず、少しずつ認知症が進行してまいりました。

今から40年前の当時は、地域の認知症をケアする社会資源は皆無に等しく、訪問介護・看護・通所リハビリテーション・ショートステイなどの機能がありませんでした。頼みの綱と考えて保健所に相談しましたが、所得制限を理由に門前払いとなりました。

地域社会の中で支援が得られないまま、認知症を抱える家族、特に妻の身体的・精神的負担は極限に達していました。昼夜逆転の生活を繰り返す中で、母が転倒して大腿骨頚部骨折を起こし、総合リハビリテーションセンターで私自身が母の人工骨頭置換術を行いました。病院スタッフに迷惑をかけてはいけないという思いから、抜糸後早期に退院させ、自宅でのケアが始まりました。

私が地域リハビリテーションをライフワークとして標榜していた手前もあり、なるべく長く在宅で母のケアをしたいと思っていました。そのために多くの認知症ケアの本を買い込み読みました。しかし、現実での母の尿便の失禁と夜中大声で叫ぶ声に、妻の介護の限界を感じるようになりました。あの時、もしショートステイの機能があれば、もう少し在宅で頑張ることができたかもしれません。

私の名前がわからなくなった段階で、山間部にある老人病院にお願いし、「寝たきりなら引き受けましょう」との看護部長の判断で入院させていただきました。入院した部屋は8人部屋、母は便をいじる習慣があることから、早速両手足を拘束され、定時のおむつ交換、点滴が始まりました。

病院を訪れるごとに母は見る見る痩せほそり、表情が険しくなり、結局一度もベッドから車いすに移る機会がなく、拘束されたまま酸素テントの中で死を迎えました。この間一度も医師からの説明はなく、人間としての尊厳が全く感じられない時間でした。

やせ細った母に、私どもの顔を認識できるはずがないと勝手に考えていました。心身の衰えからこれが最後の機会と思い、子供たちをつれて面会に参りました。母に連れてきた孫娘の名前がわかるはずがないと考えながら、「おばあちゃんこの子の名前わかるか?」と聞いた時、「嘉子ちゃんでしょう」との言葉が返ってきました。びっくりすると同時に、ぞーっとしました。母につらい思いをさせたことを心から悔やみ、謝りたい気持ちでいっぱいになりました。その3日後、母は旅立ちました。

ちょうどそのころ、小倉リハビリテーション病院長の浜村明徳先生と先進国の地域医療・

福祉の現場のツアーを実行中でした。特に、初めに訪問した福祉先進国のデンマークで、同じ人間として生まれながら患者さんの尊厳を忘れている我が国の医療・介護・福祉の貧しさに、大きな格差を痛感しました。

この母の介護を通じて、認知症ケアの難しさ、地域のサポートの大切さを身をもって体験することができました。

認知症のケアは、いくら本を読んでも実際に体験してみないとわからないことだらけです。特に地域における支援の必要性を身にしみて感じました。亡くなった弟の嫁が母を時々預かってくれたこと（その当時はなかった言葉ですが、ショートステイです）が重度の介護から私たちを開放してくれ、息抜きとなったことに感謝しています。私は、認知症の在宅ケアが家族にとって身体的に、精神的にいかに大変かを教え、この貴重な機会を与えてくれた母に感謝しています。この母の教えは、私が次のライフワークとして「地域リハビリテーション」を選ぶ大きなきっかけとなりました。

2 グローバルな視点で我が国の医療・福祉の現状を考える人材を創るために、海外医療福祉先進国の視察旅行を開始し21年間継続する

ＩＳＰＯ理事会出席の機会を利用して、1人で医療福祉先進国を歩く

上述しましたように、私の経済的理由から、コペンハーゲンでのＩＳＰＯ理事会に普通では考えられない1泊3日での出席を繰り返していました。しかし、体調を崩しがちになり、中性脂肪が８００近くなって、このままでは生活習慣病が悪化し突然死すると、仲間の医師に脅されました。

そこで、やむなく理事会終了後、数日かけてヨーロッパ諸国の医療福祉の現場を訪問してみようと考えました。

デンマークに学ぶ

１９８４年に、まず地元のデンマークの医師仲間の紹介で、デンマークの訪問看護協会から最新の地域ケアの実践を目指しているリングステッド市をご紹介いただきました。そして、

コペンハーゲンから汽車で1時間の田舎町の医療福祉センターを訪れました。そこで、我が国の現状とのあまりの大きな差に目から鱗、仰天したことを今でもよく覚えています。

まず驚いたのは、年齢、性別、障害の区別なくすべての市民に対する総合相談窓口があり、専門職が対応していることでした。デンマークの「高齢者・障害者ケアの3原則」である①自己決定（いつまでも自分らしく）、②継続性（住み慣れた地域でいつまでも）、③残存機能の活用、を実践している現場に学びました。

この施設には、高齢者の入所施設が併設されていましたが、在宅であろうが入所であろうが同じサービスが受けられるシステムです。どちらを選択するかも自己決定によるとの話を直接入所者ご本人から聞き、感動したことを鮮明に覚えています。

その後、イギリス、オランダ、ドイツ、スウェーデンなどを訪れ、我が国の医療福祉施策が30年遅れていることを痛感しました。帰国後その現状をいろいろな機会にお話しさせていただきましたが、あまりにも違いすぎていて、私の話を理解していただけないのが残念でした。

海外先進国の医療福祉現場のグループツアーを企画、21年間継続する

そこで、1986年からISPOの友人たちにお願いして、福祉先進国の医療・福祉の現

場を視察するグループ研修ツアーを開始しました。

その背景には、私の総合リハビリテーションセンター所長としての職務のあり方がありました。当時、何年も休暇を取らずに勤務をしていました。仕事が趣味でしたのでなんの苦労も感じていませんでした。しかし、ある日、労働組合の委員長が私の所に来て言いました。「所長が休みを取らないと他の職員が休みを取りにくい。なんとか休みを取ってほしい」。この申し出を受けて、毎年9月に2週間の休暇をいただき、海外ツアーに行くことにしました。

対象国として、社会保障の充実を目指し税で医療と福祉サービスを行っているスカンジナビア諸国、イギリス。そして、我が国と同じように保険制度で医療福祉サービスを行っているドイツ、フランス、オランダなどを訪問先に選びました。毎秋にグループツアーを共同で企画し、終始ご支援をいただいた浜村明徳先生とロイヤルトラベル社の外村龍雄氏に、心からお礼申し上げたいと思います。

このグループツアーの研修では夕食後もセミナーをやっておりましたので、「内容が濃厚すぎるので疲れる」というような苦情をいただくのも当然です。また、せっかくロンドンまで来たのに、観光の機会が少ないなどの批判を多くいただきました。しかし一方では、どこかの議員さんの公費による観光旅行と異なり、自費参加された方が主でありましたので中身の濃さに対してより大きな好評をいただきました。そのため21年間継続することができ、全国から700人の医師、看護師、セラピストなどが参加されました。

このプログラムのほとんどは、私の長いＩＳＰＯの仕事を通じて得た各国の友人の協力によりつくりあげたものであります。私の海外の友人のおかげで、普通のツアーでは経験できない感激を再三体験できました。たとえば、イギリスのマギー・エリス（世界作業療法士協会会長）は私の長年の友人ですが、いつも素晴らしいプログラムをつくってくれました。彼女の友人の国会議員の招待で、ロンドンの国会議事堂を見学しテームズ川を見ながら議事堂のレストランで食事をすることができ、感激したことがありました。

また、スウェーデンのノールショッピングに招かれた時は、空港から市庁舎までの橋に大きな日の丸が迎えてくれ、市庁舎で食事に招かれ感激したことなどが今でも印象に残っています。私の親友であるヤッケ・ヨンバーが懸命につくってくれたプログラムにより感動の視察になりました。

21年間、グループ海外研修を行っているうちに、我が国の医療・福祉の現場は少しずつ先進国に近づきつつあることを実感いたしました。

しかし、基本的にＧＤＰに対する社会保障費の枠が海外先進国に比較して大きく劣っているため、また縦割り行政の弊害のために、社会資源の上手な利用ができていない現状を認識せざるをえませんでした。

さらに、自由診療制度を基本とし民間病院が80％を占めている医療供給システムに限界があること、家庭医の専門教育やグループクリニックが欠如していることなど、基本的な問題が多く残されていると思うようになりました。

そこで、グローバルな見地から、海外福祉先進国と我が国との比較をしたいと思います。

3 福祉先進国の地域医療・福祉の現場に共通した課題

我が国はGDP比でOECD内27位と低い医療費でありながら、国民皆保険と自由診療制度を軸に超高齢社会と最低の乳児死亡率を誇る医療供給システムをつくっていると国際的に高い評価を得ています。

一方、私の受けた印象からすると、OECD諸外国の医療福祉の現場には我が国と異なる次のような課題や特徴があると思われます。

①医療費高騰に対する極端な入院期間の短縮

②医療に対する国・都道府県の役割の明確性
③家庭医教育の充実と家庭医のグループクリニックによる退院後の365日24時間のケアとドクターカー・ドクターヘリによる救急救命システム
④市町村の福祉介護サービスに対する責務の明確性と、家庭医との連携による在宅死選択の可能性、QOD（Quality of Death）
⑤障害があっても人間としての尊厳を守るノーマライゼーションの実践による入院・施設入所ケア削減・廃止と、これに代わる個々のプライバシーを守る住宅対策を基本とした地域在宅ケア重視の方向への政策転換
⑥インクルージョン（包摂）の理念浸透による差別禁止法の実施と、これに伴う権利擁護の理念の実行、年齢・障害の壁・性別・国籍を超えたユニバーサル、インクルーシブ社会の実現
⑦この安心社会を目指すための財源として19-25%の消費税を容認する高い社会保障制度を選択している成熟社会
⑧後期高齢者の30%に発症する認知症対策
これらが重要施策として挙げられましょう。

4 このままでいいのか、我が国の医療と福祉・介護・保育

我が国では、先進国では最も少ない予算の中で、国民皆保険制度や障害者総合支援法、障害者差別解消法、権利擁護条約への参加などを通じて、いろいろな政策がとられてきました。しかし、少子高齢化が進む中で、高齢者や障害者を含む誰もが、安心して住み慣れた地域で活き活きと住み続け、自宅を終の棲家（ＱＯＤ）とできる社会（地域包括ケア・地域リハビリテーション・共生社会）を創るには多くの問題が残されていると思います。

そこで、私見を述べさせていただきます。

経済が社会保障を支える考え方が果して正しいのか

長期にわたる自民党政治の中で、経済成長政策が社会保障を支えるとの基本的な政策がとられ続けてきました。その結果が、先進諸外国と比較しＧＤＰ比において極めて低い社会保障枠が設定されてきていること、特に、保育、福祉、介護、教育領域における予算枠の低さからくる人材確保の困難さ、国際比較から見てもＯＥＣＤ加盟国の35％程度に抑えられてい

る障害者施策予算の貧困さに現れています。

安倍首相は、2013年に大胆な金融政策、機動的な財政政策、民間投資を喚起する成長戦略の「3本の矢」を掲げ、経済再生を推進すると宣言しました。

この安倍内閣の経済政策「アベノミクス」が、デフレスパイラルに楔を打ち込み、その後の3年間で税収増、雇用者数の増加、有効求人倍率や企業業績の改善などある程度の成果を挙げています。

しかし、一般の国民所得にその成果が行き渡っているとはいえません。企業の内部留保戦略により個人の所得が増えていないことも問題です。さらに、多くの国民が社会保障制度の将来に不安があり、財布の口を閉めようとする人が78％（読売新聞社世論調査部2016年2月26日）となっています。その中で、72％の人々が年金や医療、介護など老後の生活に不安を感じ支出を抑えています。

アベノミクスは経済成長を最優先に掲げていますが、想定どおりの成長が実現しないと税収が払えず、国の財政がさらに悪化する可能性があります。国の借金が1、000兆円を超えている現状に危機感を感じている人も少なくありません。国民の政府に期待する政策のトップは、年金など社会保障の充実63％、2位は医療・介護負担の軽減57％でありました。

私は、これからはコンクリート・箱物中心の経済活性化施策に少しストップをかけ、まず待機児童の解消すらできない保育士の給料の低さを改善し、奨学金の返済のために結婚できない若者が未来に希望を持てる社会を創るために保育・教育の無償化をはじめ徹底して少子化対策に取り組むことが、我が国の将来にとって最も必要ではないかと思います。少子化を克服したフランスから学んでほしいと思います。

医療・介護など老後のケアの心配を少なくする政策を充実することによって、収入を老後の心配から貯金に回すのでなく、成年時の心豊かな家族生活のためバケーションに回せる社会を創りたい。そうすれば、1、600兆円にのぼる膨大なタンス預金の市場経済への流れを加速させることができ、デフレ脱却はもとより新たな経済成長が期待できるのではないでしょうか。毎日のように陰湿な残酷なニュースが続いています。若者が、恋をして、子どもを育て、夢と希望が持てる社会をつくることこそが必要ではないでしょうか。

この考えは、経済成長が社会保障を支えるという政府の考える政策とは反対かもしれませんが、保育、教育、福祉、介護など社会保障の充実が、少子化を逆方向に向け、デフレスパイラルからの脱却を進め、経済の活性化を起こしていく。このような政策への転換を期待したいと思います。

私は、デンマーク、スウェーデン、イギリスやドイツなどの友人の自宅を訪問する機会が多くありました。彼らの貯蓄額を聞いて、その低さと理由を聞き驚きました。夫婦共働きが

80％を超え、定年後十分年金で生活できる。子供の保育、教育費は無料だし、医療費、将来の介護費は国が面倒見てくれる。だから余分な貯蓄は必要ない。夏休みは2ヶ月取って、貯金を使ってバカンス旅行を大いに楽しむ。これがタンス預金を消費に回し、経済を活性化する結果につながっています。

それに比較して、我が国の医師の生活を例に見てみたいと思います。我が国の公立病院に勤務する医師は、夏休みは4、5日取れたらいいほうでしょう。診療所を開業した私の友人は、多忙な毎日を過ごしていますが、休みが取れない。心身ともに疲れてせっかくの貯金を使う機会が少ない。経済的に報われたとしても、旅行などQOLを楽しむ時間ができない。

1955年に神戸医大を卒業した75人の私の仲間が80歳を待たずして次々と亡くなり、87歳を迎えて20人しか生きていないし、しかもなんらかの病気や障害を持っています。相続税の心配ばかりして、果たしてこれで充実した人生といえるでしょうか。他の職種の方々にも共通した問題があるとすれば、もっとQOLの高い充実した人生を送ってほしいと思います。

それには、自宅を終の棲家とできる介護・医療の連携・再構築がまず必要と思います。

地域包括ケアの最後の目的は自宅での看取りにあります。それには後述する家庭医の教育とグループクリニックと、介護者の給料確保（民間給料より月収が11万円低い）の政策が大切です。

政府が目的とする50万床の特養建設は、人間としての尊厳を守るリハビリテーションの立場からすれば時代遅れです、デンマークでは、いかに優れた個室であっても施設では個人の尊厳ある生活は守れないとの理由から、１９８７年に高齢者・障害者住宅法を制定し、以後の施設建設を禁止しています。施設ではなく、地域密着型のケアサービスつき住宅施策、多機能サービス型の総合支援拠点などの整備に重点を向けるべきでしょう。

僻地・山間部の安心医療の確保を目指して

現行の自由診療制度では、いつまで経っても僻地・山間部の医師不足により安心医療の質は保てません。国際的に見て、臓器医療専門医の地域での配置についての都道府県の役割は大ですが、民間医療機関が80％を占める現状では解決の糸口は見つからないでしょう。

多くの先進諸外国では、専門医の就職に規制をかけていますので、若い時期には都会でのポジションは少なく、僻地での病院勤務からスタートするのが普通です。

これに対して、我が国が自由診療制度をとっている限り、医師は卒後教育の内容、生活の便利さ、子弟教育などの理由で都会に住むことを選択するのは当然です。これでは、いつまでも僻地での安心医療の確保は不可能ではないでしょうか。このままでは、特に医療訴訟の原因となりやすい小児科、産科、麻酔科、救命救急科などの専門医の確保が困難となり、たらい回しの現象の解決にはなりません。

私は、自由診療制度にメスを入れ、国が各専門医学会や医師会との協働の中で、まず人口50万人をカバーできる地域基幹病院における各臓器別専門医の必要数を決定すること、そして、都道府県が責任を持って専門医を配置することが必要と確信しています。

地域リハビリテーションのゴールである終の棲家を在宅に求めるには、家庭医の専門教育とグループクリニックが不可欠です

我が国では、個人が希望する在宅での看取りができないために、80％の方が病院で最後を迎えています。医療・介護・福祉の連携による在宅での尊厳死を進めるための家庭医（プライマリケア医、ＧＰ、総合診療医）の専門教育と、３６５日24時間の安心生活を支えるための中学校区における地域包括ケアを支える数人によるグループクリニック、そして看護・介護との連携によるＱＯＤ、看取りについての長期ビジョンを作成することが必要だと思います。

地域共生社会づくりには縦割り行政の改革が不可欠

年齢・障害の区別、国籍、性別などを超えた誰もが排除されない温かいインクルーシブ社

会を形成するにしても、最重要課題である少子化対策にしても、各省庁を横断した総合対策が不可欠です。

先進国の現状と我が国の医療福祉の現場を比較した場合、我が国は次のような多くの問題を抱えているのではないでしょうか。

①自由診療制度の中で都道府県の医療供給システムの整備が遅れ、これにより過疎地における救命救急と専門医療体制がいつまでも解消できていないこと

②家庭医の教育制度の欠落とグループクリニックの欠落による医療と介護の連携による看取り、在宅死の選択の困難さ

③入院入所サービス主体から在宅サービス移行への動きの中で、ＩＴ技術の整備が諸外国に比較して遅れていること

④さらに、年齢、障害の種別、性別、国籍を超えたユニバーサル社会、インクルーシブ社会の創生が望まれる国際的な流れの中で、霞ヶ関の縦割り行政が弊害となっていないでしょうか。地域の医療・福祉サービスの相談窓口がバラバラで、社会資源が上手く使われておらず、行政効率が低下していること

⑤特に、各ライフステージに分かれている霞ヶ関の行政施策が、地域における医療と介護の連携を目指す包括的なケアサービスの妨げになっていること。今問題になっている65

歳問題（つまり障害者総合支援法によるサービスを受けていた人が、65歳となって介護保険サービスに移行したときに今まで受けていたサービスが受けられなくなって困っている例）がまさに縦割り行政の弊害の見本

⑥そして最後に、年金・医療・福祉など社会保障政策において、国民の安心共生社会を保障する我が国の長期ビジョンが未だに明確に提示されていないこと

以前デンマークの社会福祉局長にお会いし、現場の隅々までご存じなのに驚いたことがあります。市町のケースワーカーから経歴をスタートした彼は、地域現場のニーズを肌で感じ、現在の社会福祉国家をつくり上げている自負心を持ち、しかも、他のＥＵ諸外国の福祉政策を周知してＥＵの社会福祉政策をリードされていて、感動しました。

私が日本リハビリテーション医学会会長（１９９２年）を務めました時に、長年の友人であり、カラオケの仲間でありますイギリスのニュウキャスル市のブライアン福祉局長を講演にお招きしました。お招きした理由は、彼が長年地域を走り回っておられた姿に感動したためです。現場を知り尽くしていることから、彼は当時のトニー・ブレア首相のブレーンとして、特に認知症対策を担当されていました。

我が国は、残念ながら政治家が次の選挙に向け当選ファーストで政党間を右往左往している見苦しい現状です。これでは将来ビジョンができるはずがないと思います。

また、実際に政治を動かしている官僚の皆さんが、2、3年でポジションを変わっておられるので、壮大な将来ビジョンを考える余裕が少ない。まして、海外先進国の現場から学ぶ機会がほとんどない気の毒な状態にあります。これが我が国の将来にとっての不幸な現状ではないでしょうか。

EU諸国のように、常に他国からの情報を得て国際的な立場に立って恥ずかしくない将来ビジョンをつくることは不可能ではないでしょうか。今我が国に欲しいのは、海外先進国の現場から学んで、国際的に通じる医療福祉の現場を熟知した人材の育成ではないでしょうか。我が国は、インクルーシブな地域共生社会を実現するために、やっと重い腰を上げて、これまでの高齢者・障害者・子どもといった対象者別の福祉施策の縦割りシステムに課題があることを認め、「我が事・丸ごと」地域共生社会実現本部を立ち上げました。

しかし、抜本的な解決は霞ヶ関の再構築にあると思います。年齢、障害の区別を問わない施策ならば、老健局と社会援護局を合体し、「地域共生社会推進局」をおつくりになったらいかがですか。

今後、市町村における地域包括ケアセンターを中心に在宅での看取りをゴールとする包括的・総合的な相談支援体制の確立、地域における住民参加主体の課題解決など、少しでも住民のニーズに近いシステムがつくられることを期待しています。

第4章

地域包括ケアを支える地域リハビリテーションシステムの構築

1 地域リハビリテーションシステム構想はどのようにしてできたか

兵庫県立リハビリテーションセンターの再構築計画が県の地域リハビリテーションシステム作成のきっかけ

１９８６年のことです。開設から16年経った兵庫県立総合リハビリテーションセンターは十分な予算がない中で建てたものでしたので、施設基準すれすれの安価な建物で、鉄のサッシで、冷房機能も不十分、老朽化も早く進んでおりました。しかしそれにもかかわらず、センター中央病院の入院待機者は常時１５０名を超え、県議会でも増床の必要性が指摘されていました。私はセンターの再構築計画を提出しましたが、それと一緒に総合リハビリテーション機能を明確にした土地利用計画、新病院建築計画をはじめとした、年次計画を提出しました。

当時の貝原知事は、この兵庫県立総合リハビリテーションセンターの再整備の必要性について深くご理解くださり、再整備を障害者の福祉・リハビリテーションを所管する民生部で担当するように指示されました。

と同時に「センターだけが充実するのではよくない。患者さんや障害のある人々が県内のどこに住もうともリハビリテーション医療が受けられるようにすることができなければならないのではないか」――これが、知事による地域リハビリテーションについての最初の発想でありました。具体的には、2次圏域ごとにリハビリテーション専門職を充実させた病院を指定整備することでした。

このプランを県のリハビリテーション医療を所管する衛生部に担当させ、地域リハビリテーションシステム委員会が発足し、私が委員長に就任しました。そして、人口30～50万の2次医療圏ごとにサテライト機能を果たすリハビリテーション中核病院を置き、PT、OTを増員し、地域の機能訓練事業の支援や関連職種の教育研修も行う計画を立てました。

高齢者や障害のある人を含めて、誰もが住みなれた地域で安心して、心豊かに、尊厳を持って活き活きと住み続けることができる地域社会を目指したい。これは私が、切断と義肢、総合リハビリテーションサービスについで、わたし自身のライフワークとして選んだ「地域リハビリテーション」のゴールでした。

介護保険施行をまじかにした厚生省から病院・施設協会に、地域リハシステム構想作成の依頼を受ける

すでに述べましたが1990年に、日本リハビリテーション病院協会が発足し、私が副会長を拝命しました。そして協会の主要な課題ひとつに「地域リハビリテーション」が選択され、地域リハビリテーション対策委員会が発足することになり、私が委員長を担当することになりました。

私は、まずその基本理念を明確にして行くことが大切と考え、すでに全国的に地域リハビリテーション研究会を発足させておられた大田仁史先生、浜村明徳先生にこの対策委員会にご参加いただき、お2人を中心に対策委員会で、翌年1991年に地域リハビリテーションの定義をつくりました。

そのころ厚生省は、2000年の介護保険の発足を目指していて、「リハビリテーションを介護保険の前置主義」（介護保険給付の前にリハビリテーション医療が行なわれていることを要件する）として取り組む基本方針を立てていました。しかし、全国におけるリハビリテーション医療（病院・施設・マンパワーなど）が行われている地域格差がきわめて大きいことに気づき、「なんとか、この地域格差を少なくし、どこに住もうとも同じようなリハビリ医療が受けられるように体制を整備しておくにはどうするべきか」と考えていました。

そこで1998年、すでに地域リハビリテーションに取り組んでいた日本リハビリテーション病院・施設協会（1997年に名称変更）に対して、厚生省から「地域リハビリテーションシステム」の構築プラン作成の依頼を受けました。そこで、私が先の兵庫県の地域リハビリテーションシステムを参考にプランを作成し、老人保健課に提示しましたが、担当の課長補佐は「このプランでは各都道府県に要望を出すにはシステム的に不十分であり、インパクトも少ない。もう少しなんとかしてほしい」と伝えてきました。そこで、協会の当時副会長であった浜村明徳と石川誠の両先生に、課長補佐と共にプランづくりをしてほしいと頼みこみました。

3日間の徹夜でできあがった厚生省と協働のシステム案

3日間の徹夜でのご努力の結果、厚生省との協働の中で、現在の地域リハビリテーションシステムができました。その骨子は、各都道府県にリハビリテーション協議会を設置することと、この協議会により各都道府県地域リハビリテーション支援センターと、2次圏域ごとの地域リハビリテーション広域支援センターを設置することでした。

厚生省は、直ちに各都道府県および医師会に対して、この地域リハビリテーションシステムをつくることを要請いたしました。そして、44都道府県で地域リハビリテーションシステムが動き始めました。

これはひとえに日本リハビリテーション病院・施設協会を舞台に、大な貢献をいただいております4名の先生がた、茨城県健康プラザ大田仁史、熊本機能病院米満弘之、小倉リハビリテーション病院の浜村明徳、輝生会石川誠先生のご尽力のよるものであります。本書にもお言葉をいただいておりますので、改めてご紹介させていただきますが、まさに「**事業は人なり**」、**深甚なる謝意を捧げます。**

この人たちのおかげで地域リハビリテーションの基礎作りはできた

先述のような経緯の中で、私が日本リハビリテーション病院・施設協会の会長に選出された際に常務理事に米満弘之先生、副会長に石川誠先生、さらに大田仁史先生、そして浜村明徳先生に副会長としてご参加いただきました。

この人選をしました理由は、この4人の先生方の我が国のリハビリテーション医療、地域リハビリテーションへの熱い思いからです。地域リハビリテーションの基本的な理念については、大田仁史先生から大所、高所からのご意見をうかがいつつ舵取りをお願いいたしました。そして、地域リハビリテーションに常に熱いおもいを持って今も地域活動されている浜村明徳先生と、リハビリテーション病院の経営に詳しい石川誠先生が、協力して確固たるチームをつくることができれば、我が国の地域リハビリテーションの基礎づくりができるものと確信していました。

強引な人事とのご批判をいただいたかもしれませんが、この両先生を日本リハビリテーション病院・施設協会の推進役にお願いいたしましたところ、私の思い・計画は幸い的中しました。浜村先生と石川先生の関係は素晴らしい発展を遂げ、地域リハビリテーションの推進、リハビリテーション医療の質の向上、回復期リハビリテーション病棟の発足など多大な功績につながりました。最初の忘年会で、お2人が肩を組んで「兄弟船」を熱唱されている姿を見て、「私は勝った」という実感から眼頭が熱くなったことを覚えています。私が地域リハビリテーションの領域で何か功績を上げたとしたならば、浜村先生と石川先生のお2人の人材を発掘したことに尽きると思います。

兵庫県立総合リハビリテーションセンターもまさにそうですが、「事業は人なり」です。

2 地域リハビリテーションの定義づくり

地域共生社会に見合った地域リハビリテーションの定義の改訂作業を行なう

１９９１年に地域リハビリテーションの最初の定義がされて以来、地域共生社会時代に向けて、国内外の環境が変化してまいりました。国連障害者権利条約の批准、その中核となるソーシャル・インクルージョン（social inclusion）の理念、地域住民主体の重要性、ＩＣＦの概念（特に活動と参加）の導入、住民主体の活動などが重要視されてまいりました。そして、山口昇先生が１９８４年に提唱された「地域包括ケア」が厚労省で取り上げられ、これが法律用語となり、地域包括ケア時代の幕開けとなりました。

このような内外での動きから、日本リハビリテーション病院施設協会では、再び浜村明徳名誉会長が中心となって地域リハビリテーションの定義について検討を重ね、２０１６年に次のように改定しました。

「地域リハビリテーションとは、障害のある子どもや成人・高齢者とその家族が、住み慣れたところで、一生安全に、その人らしくいきいきと地域とのつながりのある生活ができるよう、地域住民を含め、医療や保健、福祉や介護及び生活にかかわるあらゆる人々や機関・組織がリハビリテーションの立場から協力し合って行なう活動のすべてを言う」

改訂の要点は全世代ライフステージ、総合リハビリテーション、インクルージョン、地域住民主体を意識したこと、多職種協働、介護予防、地域リハビリテーション活動支援、住宅対策も含んだ地域包括ケアを目指す定義となっていることだと思います。

さて、私どもが地域リハビリテーションシステムの構築に着手した当時は、市町村に目標とする地域包括ケアという言葉がなかったために、国際的に認められていました医療と福祉の連携によるプライマリケアを目標においておりました。その後、次に述べますように山口昇先生が提案された「地域包括ケア」が市町村での目標となりました。

3 地域包括ケアの理念の要点

公立みつぎ総合病院の山口昇先生が実践し提唱された「地域包括ケア」を、国が法律用語として採用し、市町の中学校区に地域包括支援センターを地域の要とする方向が明示されました。

そこで、山口先生が当初提唱された地域包括ケアの基本的な理念をここでは簡単にご紹介しておきます。

①社会的要因を配慮しつつ地域に包括医療（ケア）を、継続して実践し、住民のＱＯＬ（生活支援）の向上をめざすもの。

②包括医療（ケア）とは、治療のみならず、保健サービス（健康づくり）、在宅ケア、リハビリテーション、福祉、介護サービスの全てを含む。

③施設ケアと在宅ケアが連携し行なわれる。

④住民参加のもとに、地域ぐるみの生活・ノーマライゼーションを視野に入れた全人間的医療（ケア）。

⑤地域とは、単なるエリアではなくて、コミュニティを指すとされています。

そして、地域包括ケアシステムの構築の方向として、

①日常生活圏域における24時間安心確保を目指した在宅サービスの抜本的充実：介護・医療・住まいの確保にかかわる多職種の連携、包括的ケアマネジメント

②24時間短時間巡回型在宅サービスの強化：訪問看護・介護サービスの導入、IT（電子カルテ）の活用、複合型事業所（訪問看護、デイ、ショートステイ）の導入

③訪問看護、リハビリテーションサービスの推進：リハビリテーション専門職の地域リハビリテーションへの参加、リハビリテーションマネージメントの推進

④在宅医療の推進：24時間対応の看護・介護体制を支えるための「地域当直医」の整備

⑤地域支援事業の拡充：民間企業、NPO、自治会など社会資源による支援

などが挙げられております。

4 地域包括ケアと地域リハビリテーションの理念はどこがちがうか

別々のルートをたどって山頂を目指すがゴールは同じ

私は、「地域包括ケア」の山口先生との30年間以上にわたる交流の中で多くを学んできました。その中で、本書第5章の山口先生との対談の中にありますように、地域包括ケアと地域リハビリテーションの目指す方向なり、目的が同じであることを確信しています。

山口先生は、地域包括ケアと地域リハビリテーションの関係を山登りに例えて、別々のルートをたどって山頂を目指すが、その山頂は、全人間的な医療ケアの提供、ＱＯＬの向上、住民参加主体の安心社会であり、地域リハビリテーションと同じだと強調されました。

市町村での地域包括ケア実施の現状を見たとき、その内容にかなりの地域格差が認められます。この地域包括ケアの地域格差を少なくし、標準化して、我が国のどこに住もうとも誰もが同じような質の高い地域包括ケアサービスが受けられるようにするにはどうするべきか。

この市町村の地域包括ケアの地域格差を少なくし進化を支えるためには、都道府県の支援、

市町村のコミュニティにおける
365日24時間の安心・看取りを保証する
在宅・多職種協働による総合ケアシステム

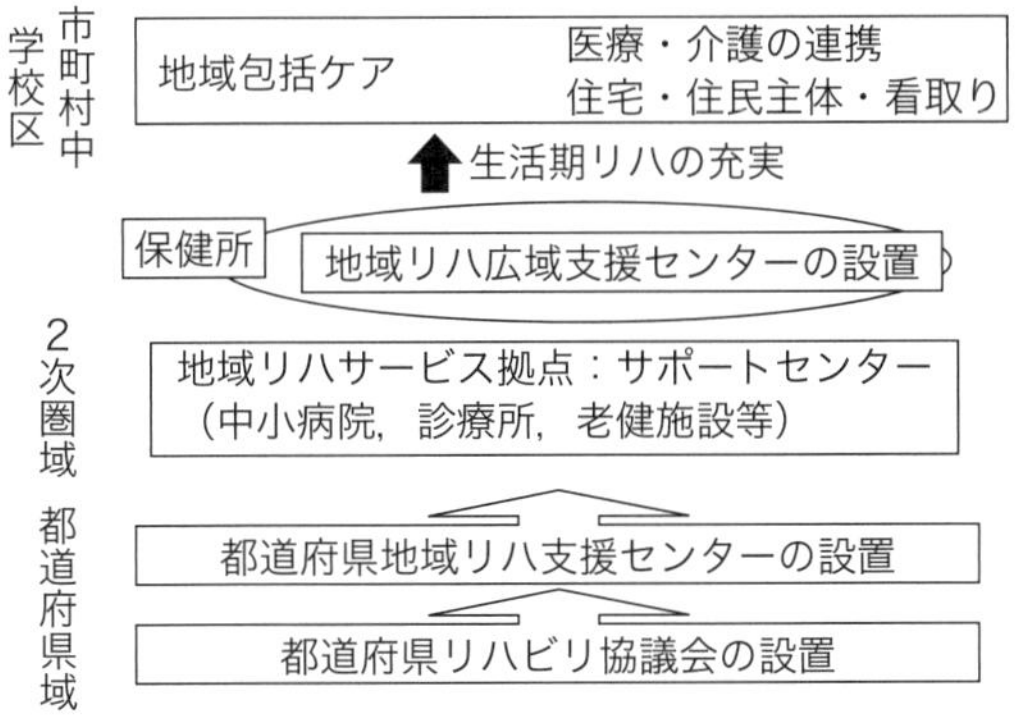

図1　地域リハビリテーションシステム

具体的には都道府県の地域リハビリテーションシステムを活用するべきではないでしょうか。

地域リハビリテーションシステムの原点に戻る

そのためには、本省の冒頭で述べましたように厚生省が介護保険の導入にさいして、リハビリテーション医療を介護保険の前置主義として捉え、全国でのリハビリテーション医療の格差を少なくするために、1998年に全国都道府県に設置した地域リハビリテーションシステムの原点に戻るべきと考えます。

つまり、各都道府県に、リハビリテーション協議会を設置し、都道府県の全域を対象とした地域リハビリテーション支援センターおよび2次圏域を対象とした地域リハビリテーション広域支援センターを設置し、市町村の地域包括ケアを支援する方向です（図1）。

ここで、それぞれの役割を、兵庫県での実践経験をもとに篠山潤一総合リハビリテーションセンター地域ケア・リハビリテーション支援センター長の協力を得て、次のように整理してみました。

●都道府県リハビリテーション協議会の役割

①行政機関をはじめ、医療・介護・保健・福祉・教育・職業・障害当事者など各リハビリテーション支援団体により構成される協議会の運営。多職種（face to face）の会議（年2回）

②県地域リハビリテーション支援センター、地域リハビリテーション広域支援センターの設置

③リハビリテーションケア研究会の開催

●都道府県地域リハビリテーション支援センターの役割

①地域包括ケアシステムにおけるリハビリテーション関連多職種協働支援体制の推進

②地域リハビリテーション広域支援センターの支援

③リハビリテーション専門職（PT、OT、ST）の人材育成、リーダー養成

④リハビリテーション専門職のネットワークシステムづくりへの支援

⑤リハビリテーション専門職による地域包括ケアシステム推進協議会議などへの支援

●地域リハビリテーション広域支援センターの役割

①地域包括ケアシステムに市町村事業へリハビリテーションの視点による支援

②市町村単位でのリハビリテーション専門職のネットワークシステムづくり支援

③リハビリテーション専門職の人材育成（リーダー育成、啓発）

④広域リハビリテーション協議会の開催

リハビリテーションシステム実践が包括ケアの実現のための要になる

しかし現在、この地域リハビリテーションシステムが行われている都道府県は25、都道府県地域リハビリテーションセンターは22府県、広域地域リハビリテーションセンターは228にとどまっています。介護保険開始後、1999年から2006年までの数年間動いていた地域リハビリテーションシステムが国からの補助事業から、都道府県の一般財源となったのを契機に、残念ながら地域リハビリテーション活動の重要性が認知されなかった多くの府県で、地域リハビリテーション活動の発展が停止したり停滞したりしているからです。

この地域リハビリテーション活動をなんとか発展させたいとの思いから、日本リハビリテーション病院・施設協会では、2006年に全国地域リハビリテーション支援事業連絡協議会を設置しました。

米満弘之会長についで、現在では松阪誠應会長のもとに、調査部、広報部、組織運営などの部会が設けられ、全国研修会、地区ブロック大会など活発な活動が行われています。しかし、残念ながらその活動への参加府県は、地域リハビリテーションシステムを実施している都道府県に限られており、実施していない府県が蚊帳の外にいる残念な状態が続いています。

5 地域共生社会に向けた施策における国のリーダーシップへの期待

世界の流れは地域共生社会（ソーシャルインクルージョン）を目指している

「地域包括ケア」は、当初厚労省の2025年問題をターゲットにした高齢者対策からスタートしましたが全ての国民、あらゆるライフステージに対応するものであるべきです。地域共生社会（ソーシャル・インクルージョン）の国際的な波の中で、住民誰もが排除されることなく、安心して住み慣れた地域で住み続けることができる社会を目指していくべきでしょう。

地域リハビリテーションの理念を国際的な動向から見てみると、少しずつ変化しているように思えます。ノーマライゼーション、開発途上国で発展したCommunity based Rehabilitation（CBR）から、Community–based Inclusive Development（CBID）、バリアフリーからユニバーサルデザイン、そして、最近の国際的な社会政策の最優先課題として取り上げられているソーシャル・インクルージョンへの流れなどが注目されます。

そこで今、なぜ我が国にソーシャル・インクルージョンという理念と実践が必要なのか、その背景を国際的な動向を含めて述べてみます。

ソーシャルインクルージョンの思想とは

ノーマライゼーションの思想は、初めはスカンジナビアにおける知的障害者を対象とした福祉と教育の改革論でした。しかし、その後このノーマライゼーションの原理思想は、全ての障害者のみならず、社会的に劣等視され、排除されている人々を社会から隔離（エクスクルージョン：排除）する施策に対する大きな反論を呼び、逆に、全ての人たちを地域に抱え込んで、お互いが支え合い、人間としての尊厳を認め合って共生できる、インクルージョンする社会の実現を目指す方向へと進化してきています。

このように、ソーシャル・インクルージョンは、社会の周辺に追いやられ「排除」されている人たちを社会の主流に取り戻す活動を主導する社会施策の理念として登場し、これが国連「障害者権利条約」の基本理念となりました。この障害者権利条約の目的は、全ての障害者に対して、全ての人権と基本的自由の完全かつ平等な享受を促進・保護・確保し、障害者固有の尊厳に対する尊重を促進することにある（第1条）とされています。

日本でも「格差社会論」と共に、ソーシャル・インクルージョンが社会福祉の新しい理念として注目されています。そのまちに住むできるだけ多くの人びとが協働して、誰もが排除されないまちづくりをすることがソーシャル・インクルージョンの理念となっています。

我が国になぜソーシャル・インクルージョンが必要か

神戸は、1995年の阪神淡路大震災のさい、「頑張ろう神戸」の旗のもとに全国から駆け付けた160万人のボランテイアの協力を得て、見事な復興を遂げました。

その時の合言葉は「命の尊さ」、「人間としての尊厳」、「地域の絆」、「感謝の気持ち」でありました。当時はお互いに耐え忍び、支え合う温かい気持ちで満ち満ちていました。ほこりまみれの中でルミナリエの復興の光を見た時に目頭が熱くなったことを今でも心に刻んでいます。東日本大震災被災地の皆様も同じような、いやもっと悲しい、やりきれない思いをされてきたと思います。

しかし、それから22年が経過し、私たちの住んでいる社会には震災の経験から学んだ温かい地域共生社会が育っているといえるでしょうか。

むしろ、政治・経済の停滞、産業空洞化のよる雇用の低下、高齢少子社会、負担の増加による不安感、若年失業、孤独死、虐待など、多面的な社会問題が山積しているように思われます。

特に、都市部では個人情報の保持の問題もあり、隣人との交流が少なく、人々の相互の助け合いが薄くなっています。数10年前に造成された多くの公団住宅での高齢化が進み、孤独死、虐待などが大きな課題となっています。また、家族や近親者の相互の助け合う・支え合う感が薄くなっています。少しでも地域の役に立ってなんぼとの気持ちから、自宅の舞子細道自治会に参加し、街灯のケア、ゴミ出し、子どもアニメ会など様々な問題にかかわっています。神戸医療福祉専門学校の標語「今日も笑顔で挨拶を」を実践しているうちに、少しずつ隣人の笑顔が増えています。

我が国は、欧米に比較して自立心が極めて少ないのではないでしょうか。そのため高齢者となっても子供に頼ろうとする傾向が強く、同居率が高いのが特徴です。また、若くして独立別居した子供たちが、日常両親と会う機会が欧米に比較して極めて少ないと言えます。

欧米では、普段は別居している親子・家族が週末には一緒に食事をする姿が当たり前のように見られます。そのために、両親のできるだけ近くに住む努力をしているように見えます。

これに比較して我が国はどうでしょうか。子どもが東京の大学を受験・卒業し就職して結婚し、孫の顔をめったに見られない地方の老人のさびしい姿が見えてきます。そのため、たとえ物質的に恵まれていても幸福感、特に家庭内での温かさが少ないのではないかと思われます。因みに日本の相対的貧困率は高く、ＯＥＣＤ加盟30ヶ国の中で下から4番目となっています。

さらに、企業の地域で果たす役割の変化が挙げられます。我が国は、戦後の経済成長を支えてきた終身雇用制度による日本型経営ができなくなってきました。国際的な競争に勝ち抜くために、脱工業化社会の中で企業は経費削減を目指し、非定期職員、派遣社員、パート、アルバイト職を増やしています。

その結果、ニートと称される若年無業者や不安定就労に喘ぐワーキングプアの問題が深刻化しています。企業の社会貢献への努力により障害者雇用率はわずかに上昇しています。しかし、日経連をトップとした企業が、就労、福祉や環境面で広く地域社会の発展に貢献することが十分でなく、むしろ乏しい現状にあるのでないでしょうか。

地域、家族、企業などにおける支え合い助け合う思いが希薄になっているのではないか。これが、我が国における誰もが排除されない地域共生社会（ソーシャル・インクルージョンの理念に通じる）の創生に向けて、地域包括ケアを軸に実践推進していくことが望まれる理由です。

生きがいと仲間づくりのソーシャル・ファームとアクティビティセンターを

ソーシャル・インクルージョンを具体化するために最も重要な手段は、住む場所の確保と、集まる場所の確保、できれば仕事をする機会を創ることだと思います。

ソーシャル・ファームのような、これまで社会から排除されやすい地域住民、とりわけ、障害当事者、若年失業者、貧困者、ホームレス、薬物中毒者、シングルマザーなどが参加し障害のある人びとと共生しながら働く場所をつくることが大切です。

ソーシャル・ファームへの挑戦が全国的に展開されており、今後の地域リハビリテーションのゴールを目指す主流として注目されつつあります。神戸でも私が長年関係しています、かがやき神戸やカフェ・ポテトの素晴らしい活動を通じて、社会の中で孤立し排除されている人々をなんとか社会の一員として受け入れようとする温かい社会が育ちつつあります。

仕事ができなくても、人間として生きている以上、なんとか生きがいを見つけたい。個々の生活の質を高めるためには、仲間との交流を深めるための場としてアクティビティセンター・元気センターをつくりたいと思っています。

地域包括ケアを支える全都道府県における地域リハビリテーションシステム活動強化の必要性について

①市町村の地域包括ケアを支える都道府県の役割について

私は、多くの海外先進国における医療供給制度について、県がリーダーシップをとっている現状を見てきました。民間病院が80％を占め、自由診療制度をとる我が国では、国民に優れた医療を供給するには限界があり、都道府県がもっと強いリーダーシップをとるべきであることを指摘してきました。

このような現状の打開を目指してか、都道府県が市町村の地域包括ケアを支援する役割を明確にする方向を示しました。２０１２年７月、厚生労働省健康局長は地域保健対策の推進に関する基本的な指針の一部改正について、医療、介護、福祉などの関係施策の連携の強化について都道府県および保健所の役割を次のように明文化されています。

「都道府県および保健所は、広域的な観点から都道府県の現状を踏まえた急性期、回復期および維持期における医療機関間の連携、医療サービスと介護サービス間の連携による地域包括ケアシステムの強化に努めることが必要である」

さらに、「医療機関間の連携体制の構築においては、多くの医療機関が関係するため、保健所が積極的に関与し、地域医師会などとの連携や協力のもとに、公平・公正な立場からの調整機能を発揮することが望まれる」との通達を出しています。

私は、市町村の地域包括ケアを支え推進するためには都道府県の地域リハビリテーションシステムが不可欠だと信じ、この健康局長の通達を強く支持したいと思います。

②市町村の地域包括ケアを支える都道府県の地域リハビリテーションシステムの強化が不可欠

当初厚労省の2025年問題をターゲットにした高齢者対策からスタートしました「地域包括ケア」が、地域共生社会、ソーシャル・インクルージョンの国際的な波の中で全ての住民を対象とした対策に変わりつつあることは当然です。我が国の縦割り行政の弊害に対する抜本的な改善の糸口になってくれるように願っています。

私は、対象となる人々が高齢者から全ての住民となった現在において、地域共生社会を目指して、この地域リハビリテーション活動の重要性をもう一度見直すべき段階に来ていると思います。

特に、市町村の地域包括ケアを支援するには、都道府県の地域リハビリテーションシステムが必要であるとの基本理念を明確にするべきでしょう。

年齢、障害の区別、性別、国籍を越え、インクルーシブ社会を目指して、厚生労働省の老健局だけでなく、社会援護局、健康局、医政局などを含めた横断的なリーダーシップの基に、各都道府県に対して「地域包括ケアを支える地域リハビリテーションシステム」を構築するように、強力な指示を出すべき段階に来ていると思います。

その具体的な地域リハビリテーションの活動例を、次の介護予防・日常生活支援総合事業から見てみたいと思います。

③介護予防・日常生活支援総合事業における地域リハビリテーション活動を具現化するには
介護予防・日常生活支援総合事業における「地域リハビリテーション活動支援事業」において、通所・訪問リハビリテーションや地域ケア会議、サービス担当者会議、住民運営の通いの場などへのリハビリテーション専門職の活動・参加を促進することが望まれています。

このリハビリテーション専門職をどのようにして地域へ派遣するなど、リハビリテーション専門職が勤務する多くの医療・介護施設の理解と協力によるリハビリテーション専門職の派遣が不可欠です。これらの医療・介護施設が地域包括ケアサポートセンターとして参加・登録されて、リハビリテーション専門職の参加を促進する。このためには、2次圏域における広域リハビリテーション支援センターと保健所が中心となり、これに、地域の中小病院、診療所、老健施設などが参加することが大切です。これには、PT、OT、STの3士会の連絡協議会による参加活動促進の支援が重要な役割を持っています（図2）。

④地域リハビリテーション活動拠点の整備が必要
この地域リハビリテーションの推進には、事務局の強化が必要です。

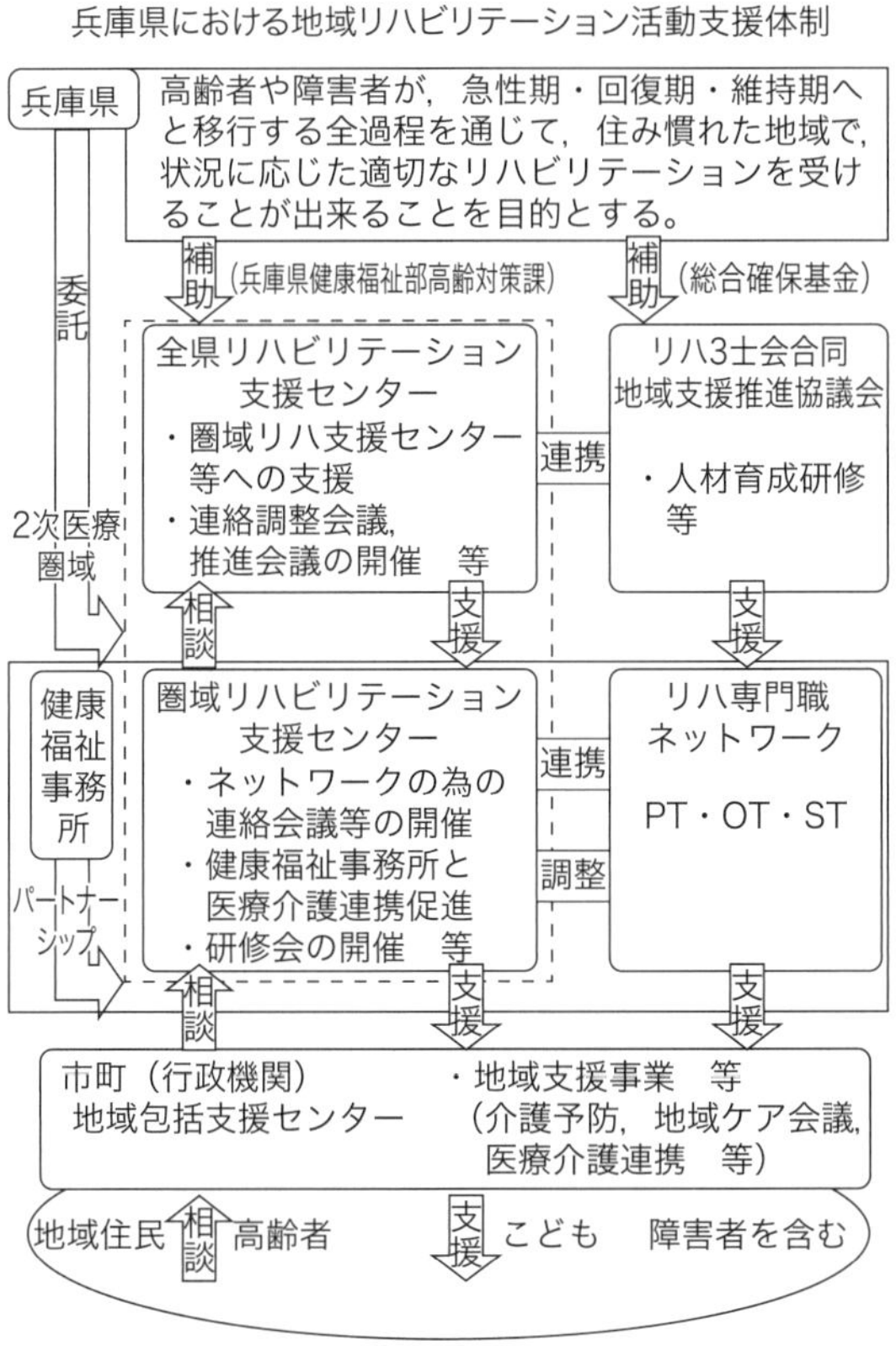

図 2　地域リハビリテーションシステムと地域リハビリテーション活動との関係

兵庫県では、総合リハビリテーションセンターが全県の地域リハビリテーション支援センターとしての機能を果たし、地域リハビリテーション活動の推進、人材育成、広域地域リハビリテーションセンターの支援を役割としています。その事務局を務めているのが、地域ケア・リハビリテーション支援センターです。高次脳機能障害センター、訪問看護、居宅介護、障害者生活支援など、総合的な相談機能を持っており、具体的には、年2回の広域支援センターと保健所の参加による「地域リハビリテーション推進会議」、兵庫県リハビリテーション協議会、リハビリテーション専門職連絡協議会、さらに全国の地域リハビリテーション研究会の事務局を務めています。これに、災害時のリハビリテーションに備えるために県ＪＲＡＴの事務局も兼ねることになりました。

しかし、もし都道府県でこの地域リハビリテーションシステムがなければ、都道府県地域リハビリテーションセンターや広域リハビリテーション支援センターにおけるこれらの地域リハビリテーション活動が進まず、結果的に市町村の地域包括ケアの発展に影を落とすことになる恐れがあります。

地域共生社会を目指して地域包括ケアシステムの進化・推進させるためには、介護保険の導入にあたって１９９８年に厚生省が進めた地域リハビリテーションシステムの原点に戻って、価値を再評価・再検討してほしい。そして、国がいまだ地域リハビリテーションシステムを設置していない全国都道府県に向けてのリーダーシップをとられることを熱望します。

6 地域リハビリテーションにおける残された重要な課題への提言

都道府県リハビリテーション協議会を、「都道府県地域包括ケア・リハビリ推進協議会」とし、全都道府県に設置したい。

府県市町村の地域包括ケアを支えるためには、地域住民の主体性をもとに、都道行政の前向きの姿勢、各種関連団体による多職種協働連携の推進と、地域リハビリテーションシステムの再整備が必要です。

1998年に老健局で地域リハビリテーションシステムを設置したときの都道府県リハビリ協議会（図1）は、都道府県地域リハ支援センターの指名、広域地域リハ支援センターの指名以外は、明確な役割はしめしていませんでした。その後、地域包括支援センターが設置され、多職種協働による地域共生社会を目指す方向が明示されました。これを受けて、今後この都道府県リハ協議会を「都道府県地域包括ケア・リハビリ推進センター」と進化させ、全都道府県において、市町村の地域包括ケアをリハビリテーションの力で支えていくことを願っています。

都道府県地域包括ケア・リハビリテーション推進協議会の役割と構成

1. 都道府県行政が主体となり、市町村の地域包括ケアシステムの推進に向けて、リハビリテーションの視点で、多職種協働による横断的な支援体制の構築に向けて協議を行う場
2. 都道府県地域リハ支援センター、広域リハビリ支援センターの設置
3. 「構成」：都道府県行政、医療、保健、福祉分野の各団体、住民代表など、（県医師会のリーダーシップが必要）

広域圏域におけるテクノエイドセンターの必要性

障害者総合支援法による難病者の在宅での自立生活支援を進めるためには、住宅の確保と共に車いす、特殊寝台のみならず、環境制御システム、電動車いす、人口呼吸器、介護ロボット、リフトなどの福祉用具や住宅改修などの相談に応ずることのできるテクニカルエイドのシステムが必要です。

これに対応するには、2次圏域（人口50～80万）ごとにテクノエイドセンターを設置し、

福祉用具プランナーの資格を持つリハビリテーション専門職やリハビリテーションエンジニアなどが参加し、同時に障害当事者がピアカウンセラーとしてかかわっていく必要があります。

マンパワーとして、テクノエイド協会で養成されている福祉用具プランナー（養成修了者13，085人：2016年2月現在）をもっと活用すべきでないでしょうか。さらに、福祉用具貸与事業者などの管理者の養成を目的に、福祉用具プランナーの上級的位置づけとなる「福祉用具プランナー管理指導者」の養成研修が実施されています。介護ロボットの活用促進が問題となっている現状を直視して、介護保険における福祉用具の選定、レンタルに携わる福祉用具専門相談員に対する適切な指導、助言などの役割を担うには、具体的にテクノエイド拠点をどうするのか、地域リハビリテーションシステムとの関係を明確にするのか。身分の更新制度や財源を含めて改めて将来プランを明示すべきでしょう。

国の縦割り行政の改革が不可欠です

最後に、地域共生社会を目指し地域における高齢者や障害のある人びとの目線に立つ地域リハビリテーションサービス連携の重要性の再認識と実践から、地域におけるリハビリテーション・ケア連携を阻む一因となっている霞ヶ関行政組織構造改革への挑戦の必要性を述べてみたいと思います。

これには長年にわたり諸外国に比較して大きな行政的・財政的権限を持つお上には逆らえない、国からのきめの細かい規制が織り込まれた補助金制度に依存してきた都道府県・市町村の組長をはじめとする地方自治体にも大きな責任があり、地方分権の未成熟性によるものであろうと思います。

不幸なことに、これまで我が国の政治は立法府である政治家組織が次回の選挙での当選を狙って右往左往し企画・立案機能が劣る中で、省益、局益、場合によっては課益を優先する霞ヶ関官僚主導型の行政府組織によって左右されてきたといっても過言ではないと思います。

少なくともこの数10年間地域リハビリテーションにかかわってきた私の経験からすれば、政治家が医療・福祉など社会保障に関して長期ビジョンを持ち抜本的な改革を主導し関与した足跡は皆無に等しく、常に官僚主導型で我が国の政治が動かされていると感じてきました。

個々の官僚の皆さんは素晴らしい能力を持ちながらも、2年ごとの転勤人事の中では国益に沿った真の長期ビジョンを作成する培地が育ちにくい環境にあります。

しかも、長年にわたり財務省主導による社会保障費抑制策のもとで、厚生労働省ではグローバルな視点に欠けた小手先の政策が次々と出され、地方の医療・福祉関係者がその都度、自己権益、既得権を守るために右往左往しているのが現状ではないでしょうか。

英国の社会的排除対策法案に学んでほしい

そこで、改めて１９８９年の英国における「グリフィス卿の報告」に注目してみたいと思います。当時のイギリスの社会福祉もまた地域共生社会という観点から見ると多くの問題点を抱えていました。ロイ・グリフィス卿はコミュニティケアのあり方について政府の諮問を受け、報告書を提出しました。彼は、保健医療と福祉との連携の中で高齢者、身体障害者、精神障害者などの在宅サービス、デイサービス、ショートステイについて財政問題も含めて貴重な提言を行なっています。これが、１９９０年に成立した英国のコミュニティ・ケア改革および保健医療改革を統合した「英国コミュニティ・ケア白書」に結実しました。そして１９９７年、ブレア首相のリーダーシップのもとに、省庁を横断した社会的排除対策の組織として、社会的排除対策室（Social Exclusion Unit）を創設しました。

コミュニティの再構築を目指した諸事業の中では、政府・地方当局・民間企業・民間団体からなる「パートナーシップ」（協同体）の編成が積極的に行われています。地域コミュニティ・都市の再生のために、近隣地区の再生戦略と位置付けられた「New Deal for Community」がつくられました。具体的に1、０００~4、０００所帯程度の様々な問題を抱えた近隣地区・公営住宅エリアで、犯罪対策、コミュニティの安全、雇用・社会・住宅・環境・保健医療・福祉・教育・地域社会の発展など、多岐にわたる総合的なものです。

ソーシャル・インクルージョンを目的に国際的視点と長期展望をもった政治家の手による改革に期待

この点から我が国の厚生労働省の組織を見ると、地域共生社会の創生にはあまりにもいろいろな壁がありすぎます。まず、障害のある人を年齢別でみると、高齢者の介護保険関係は老健局で、障害者関係は社会援護局に分かれ、障害の種類は身体・知的障害者福祉を担当する障害福祉課と精神障害者福祉を担当する精神保健福祉課に分かれています。

地域医療提供システムは、医政局総務課、救急医療は指導課、その後の地域リハビリテーションシステムは老健局老人保健課、そして地域福祉計画は社会援護局地域福祉課が担当されています。

さらに、地域でのプライマリシステムの要となる家庭医専門医の教育は文部科学省が主管しており、これに大学医学部、医師会が関連しています。

これでは霞ヶ関の厚生官僚主導による改革は絶望に等しい。霞ヶ関は、英国で全ての省庁が社会的排除対策の具現化を実行していることから学んでほしいと思います。

特に、居住している地域や障害、貧困、年齢、人種、民族などの理由によって、社会的不利な立場に置かれた人たちや、阻害されてきた人たちに対し、**社会生活上の全ての場面における参加を促していくこと、つまりソーシャル・インクルージョン**を目的にした社会を目指してほしい。

このためには、社会保障に関する国際的な知見と長期展望を持つ政治家が、国民の生活の視点に立ち、政治主導によって霞ヶ関官僚の優れた能力を引き出し、新たな国づくりをするための徹底した行政構造改革が不可欠です。この政治家を選択し、選挙によりふるいにかけるのは私たち国民の責務であります。

国民のニーズに沿った行政の横割り連携の動きを歓迎します

厚労省は、2018年4月、地域包括ケアシステムの強化のための介護保険などを改正することを目指しています。地域包括支援センターの機能強化と共に特に注目したい点は、国民のニーズに沿う行政の横割り連携の動きです。医療・介護の連携の増進を目指した介護医療院のような介護保険法と医療法の連携、さらに、地域共生社会に向けた取り組みの増進を掲げ、社会福祉法、介護保険法、障害者総合支援法、児童福祉法の連携を目指す方向を明示したことは縦割り行政に苦渋をなめてきた私どもにとって画期的な方向変換と歓迎したいと思います。

第5章

地域リハビリテーションを支えた人々と私

1 著者インタビュー
地域リハビリテーションと地域包括ケアの目指す山頂は同じ

ゲスト　山口　昇（公立みつぎ総合病院名誉院長・特別顧問）

山口昇先生と私　著者によるご略歴紹介

先生は、全国国保診療施設協議会、全国老人保健施設協会などの会長を歴任され、厚生労働省の老人保健福祉、公衆衛生、医療保健福祉、中央社会福祉など多くの審議会委員として、地域現場のニーズに基づく実践成果から厚生労働行政に多大な貢献をされてこられました。深甚の敬意をささげたいと思います。

澤村　本書の企画をうかがった時に、私の地域リハビリテーションをライフワークとした人生において最も学び、教わった先人として、山口昇先生のお顔が浮かびました。１９６６年に長崎大学から御調国保病院長として就任され、そして公立みつぎ総合病院長として専門医療の充実を目指す病院づくり、在宅ケアを重視した地域づくりに尽力されました。在宅ケアによる「寝たきりゼロ」を目指し、保健・医療・介護・福祉の連携による地域包括ケアシステムを構築され、その結果寝たきり老人を3分の1に減らすことをエビデンスとして全国に示されました。そして、1984年に厚生省に対して、地域包括ケアシステムの必要性を提言され、この「地域包括ケア」という言葉が我が国の法律用語として取り上げられ、今後地域共生社会の実現に向けて益々深化していくものと信じています。

地域現場のニーズに基づく実践成果から厚生労働行政に多大な貢献をされてこられたことに深甚の敬意をささげたいと思います。

先生の偉大なご功績には及びもつきませんが、同じ時代に生きた1人の人間として、我が国の医療福祉がかかわる問題について教えていただくこの機会をいただき光栄に存じています。

この地域にない高度医療を提供したい

まず、先生が長崎大学の外科教室から御調国保病院の院長として就任されて何年になられますか。

山口　1966年に赴任しましたのでもう50年になります。

澤村　50年ですか。常に地域住民の立場に立って医療を提供してこられた。しかし、初めのころは、高度医療の充実を目的に病院経営をおやりになっていましたね。

山口　私が来た時にあった古い病院は22床でした。それを壊して、1967年に45人の職員で40床の病床で始めたのが、事実上の第1歩でした。

澤村　そして次から次へと病院・施設をおつくりになっていった。

山口　趣味や娯楽のように捉えられて議会でもずいぶん批判を受けました。赤字なのに次から次へとつくって、うちの院長は金遣いが荒いと批判を受けました。

当時は2つ目的がありました。1つはこの地域にない医療を提供しようということでした。広島県には280万の人口があります。そしてそのうちの4割くらい、約100万人がこの東部地区におりました。100万人いる東部地区で、開頭手術をしている医療機関はゼロだったわけです。

1960～70年の時代には、県で開頭手術をしていたのは広島大学の大学病院だけだったのです。その時代の外科医療は専門化、細分化が進んでいなかった時代ですから、大学の外科の中でいろいろなグループをつくって、消化器科、呼吸器科から脳外科とずうっと回ったわけです。そうやってトレーニングを受けさせていただきました。私個人としては、非常に良い経験をさせていただいた。

当時はモータリゼーションが右肩上がりで交通事故も多く、一方では脳卒中も右肩上がりで増えていた時代でした。

サイエンスとアートとリサーチをやればそれでよかった

澤村　長崎大学を1957年にご卒業なさって、消化器外科からスタートなさったのですか？　みつぎ国保病院に来られる時の動機はなんだったのでしょうか？

山口　そうです、消化器外科です。尾道市民病院は今もあるのですが、1938年から長崎医科大学が30年間医師派遣を続けました。私が卒業した当時、既に尾道市民病院に長崎大学から医師派遣をしていました。しかし、この病院を尾道市がなかなか近代化してくれなくて、大学も派遣の継続を迷っていました。市民病院に行っている連中を引き上げようかという話もあったのですが、ちょうどその時に隣接するみつぎの病院からは要請が来ていました。引き上げるなら「新しい病院をつくる」と言っている所に移ったらどうかと私が意見を言ったわけです。

澤村　その時の先生のマインドの中には今の「地域包括ケア」システムのお考えはあったのでしょうか。

山口　全くありません。私は立派な外科医になろうという意志を持っていました。どんな外科医なのかというと、まず1番目にサイエンス（知識）です。2番目にアートというか技術、3番目にリサーチをやる。この3つをやればそれで良かったわけです。

澤村　高度医療を目指されたわけですね。病院は100床くらいにならないと黒字にならないと考えておられていたようですね。

8年間は赤字を続ける

山口　当時の診療報酬ではそうなのです。だからずっと赤字ですよ。8年間赤字を続けて、議会からは非常に叩かれるし大変でした。しかし、町長がバックアップしてくれたんです。病院をつくりに私が来た時には、もう2階建ての設計図ができていました。ところが私が3階建てが良いと言うと、彼はすぐにやり直してくれたんです。人生意気に感じたわけではないですけど、ある程度の物をつくって次へバトンタッチしようと思いました。

先ほど言いましたように広島大学以外に脳外科をやっている病院がこの県にはありませんでした。癌検診を受ける人も非常に少なくて、発見されるのは、みんな進行癌でした。これはひどい所に来たなと思いました。

患者さんが身をもって教えてくれたリサーチよりもっと大事なこと

澤村　高度医療を目指して長崎大学の支援を受けられ医師の確保に懸命にご努力された結果、病院の機能レベルは向上した。しかし、退院されて在宅で生活されている患者さんたちの寝たきりが増える結果が顕著になった。そこで、先生は退院後の在宅患者さんに対する医療を考えなくてはいけないことに気づかれたとうかがっています。

山口　「手術は成功した、でもその人の生活までは考えていなかった」ということで、生活の視点が全くないということに気がついたわけです。退院2、3年後に大きな褥瘡をつくって、再入院してくるわけです。当時、介護保険はまだなく医療保険ですから、手術した僕の所に帰ってきました。「あれ？　大学で学んだ医療、外科医としての医療はここでは通用しないんじゃないか」と思ったのはここからですね。3番目のリサーチというのはあまり威力を発揮しない。生活というものを全く見ていなかった。大学では退院して寝たきりになっても戻ってきませんからわからなかったのです。

患者さんがお師匠さんというわけです。患者さんが自ら褥瘡をつくって、オムツをして、脳機能が低下して、無残な姿で再入院して、私に見せてくださった。私が大学で学んだ医療はここの患者さんには通用しない。サイエンスとアートは通じてもリサーチは通用しない。もっと大事なことがある。それがヒューマニティーという視点だったわけです。そして生活という視点。療養環境をより良くしなければいけないと。そこから始まったわけです。

自由診療制度のもたらしたもの

澤村　日本の医療は確かに、多くの国民にとって、保険証1枚で、数多くの医師にかかれる便利なシステムには相違ないと思います。しかし、先進諸外国と比較して、我が国の都道府県の医療供給に対する責任の所在が極めて希薄であって、研修医が研修後に勤めたい病院を自由に選択できる制度は、野放しの状態といっても過言ではないと思っています。しかし、この自由診療制度によって、医師の勤務場所が医療の質の高さ、収入、子弟の教育に便利な都市部に偏ってしまっています。先生がご努力された全国国保診療施設協議会の先生方は僻地や離島で素晴らしい活動されていますが、現在の自由診療制度を放置したままでは、医師の偏在問題は解決できないのではないでしょうか。

東日本大震災の後、東北の病院施設では医師の確保に大変ご苦労されているようですが、震災以前から多くの病院で医師の確保が困難であった事実を認めて、国民がどこに住もうとも安心して生活できるように、専門医の適正配置による抜本的な医療供給体制を整備するべきではないでしょうか。

私は、先進諸外国の多くが専門医数、家庭医数の規制をしているように、まず国が、国民がどこに住もうと同じような安心医療を受けられるように、人口数10万単位に対して内科、外科をはじめとして産婦人科、小児科、麻酔科、救急救命医などの各科の専門医数を決定し、この基準に沿って各都道府県が責任を持って大学、各専門医学会や医師会などと連携しながら医師を配置するシステムが必要と思います。我が国が自由診療制度をとり続ける限り、安心医療の確保が遅れていくように思いますが……。

山口　全く同感です。国や県の関与が遅れているというより、ないじゃないですか。あるのは研修医の定員数だけですね。イギリスにしてもＮＨＳがかなりよく機能していますよ。ドイツにしてもそうですね。例えば、前にロンドンのある病院に行ったのですが、整った体制がなされていました。満杯のときには開業医でもそこで開業するのは認められません。だからそういうことを知っていて、皆無理に入ろうとしていません。日本はどこにでも入っていく、この違いですね。

澤村　地域での医師の需給バランスの調整には卒前教育と卒後教育の連携が必要と思いますが、それには文部科学省と厚生労働省との連携がないとできませんね。

山口　２０１７年、卒前教育と卒後教育、医師の養成と地域医療とのかかわりに関する検討会ができましたから、これから変わっていくと思います。これまで文科省も参考人、オブザーバー程度で厚労省の各委員会などに参加していましたが、今度はオブザーバーではなくて当事者の1人としてきちんと入ってもらわなければいけない。研修医だけでなく、一般の医師数も、開業医数も定員数を決める。ベッド数などから判断したり、特定機能病院はこのくらいだからと病院数から判断したりした医師数というよりも、枠を決める。それだけでもずいぶん違うと思います。

澤村　そして、僻地に行ってもきちんとした指導医がいて、勉強できるシステムをつくってあげないと。

山口　高度医療をやるために1週間研修に行けるわけですから、留守の間は交代して診てあげる体勢があれば、若い人も不安なく僻地に行けますからね。先生のおっしゃるとおりです。

地域包括ケアの鍵を握るかかりつけ医（家庭医）がいない

澤村　浜村明徳先生らとグループを組んで、私が国際義肢装具協会の仕事を通じて知り合った各国の友人を頼りに22回海外先進国を訪れました。海外に行って一番日本に欠けていると思ったのが家庭医の教育でした。日本にはプライマリケア学会などで一生懸命やっている先生方はたくさんおられると思うのですが、本当の意味での「家庭医」の教育はないに等しいのではないでしょうか。人生の最後の日を在宅で迎えるためには、家庭医の教育とグループクリニックが必要ではないでしょうか。

山口　たしか以前に、私は先生のグループとコペンハーゲンの空港なんかでばったり会ったりしましたね。今回、国が規制を緩和し在宅医療をやる医師の存在意義を診療報酬できちんと認め、在宅診療で全部括っていたのを規制を緩めました。それだけでも、ずいぶんと違うと思うんです。在宅医療をやる医師が今非常に少ない。外国とは比べ物にならないくらい少ない。大学の教育で教えていないし、卒業してからも習っていない。今の若い人は習っていないことはやらないのですが、この人たちの教育がどこでもなされていない。

澤村　どちらかといえば、教育内容が医療の技術に偏っている感じです。人間としての教育が足りないのではないでしょうか。

山口　この人たちの教育をキチンとやるべきだと思うんです。ただ、広島県でいうと、この4、5年で在宅医療をやる医者が増えてきました。うちの元内科部長が、うちを退職して開業し、在宅医療をやっています。半分喜びですが、半分は恨み節になります。

澤村　そういう医師が増えるというのはありがたいことですよね。

総合診療専門医制度はなぜ期待できないか

澤村　家庭医を増やそうという話は何度も出ていると思うのですが、そのたびに外部からの圧力がかかり実現していません。やっと総合診療専門医制度を2020年からやろうという政策が出ていますが、期待できますか？

山口　あまり期待できないと思います。内科学にしろ、外科学にしろ、今までのベースというものがあるけれど、総合診療という分野は基がないんですよ。0は何倍にしても0ですから。なんもないものに何を期待すれば良いのか。誰もわからない。僕は、診療だけを総合化しても意味ないと思うんです。人・生活を観る医療でないといけない。診療だけ総合であってもいけない。

澤村　海外では大学に家庭医の講座がしっかりあって、5、6年のしっかりしたカリキュラムがありますが、日本はそれがない。

山口　多くの国でそれをつくっています。それが日本の大学のカリキュラムにないんだから。

澤村　それこそ文部科学省と厚生労働省との話し合いが必要ですよね。

山口　今からそれが始まります。今回医政局に医師の養成と臨床の現場との関係について検討する機会ができました。卒前教育と卒後教育の改革が地域医療にどのような影響を及ぼしていくのか、その関係がどうなっていくのか。これから文科省も本気になってやるみたいですよ。

澤村　それから、かかりつけ医1人で在宅ケアをやるのは無理で、グループクリニックのような多職種協働する拠点が必要ではないでしょうか。それと、我が国のかかりつけ医には、海外では常識になっている家庭医に登録した住民の健康・生活歴に関するＩＴ化したデータが皆無であることが問題だと思いますが。

日本には日常生活圏域のデータがない

山口　２次救急病院のある２次医療圏もそうですが。僕はそれよりも、もっと小さいエリアの日常生活圏域で包括ケアはやっていかなければいけないと思います。そういうエリアについての考え方の違いはあるにしても、発想としてはそういう発想で、日常生活圏域をカバーするデータが必要となります。しかし日本には日常生活圏域のデータがないんですよ。

僕は、人口２８０万人の広島県の中に１２５の日常生活圏域があるので、そこに１２５とおりの地域包括ケアシステムを作ろうとしているのですが、データがない。国や県が持っているのは、みんな市町村単位のデータであり、これではダメなんです。客観評価するためには、日常生活圏域単位、人口２、３万人の地域のデータが必要なんです。

図１は旧みつぎ町時代の客観評価を受けたデータです。

実はこれは今も続けているんです。今も当院には16名の保健師がいて、寝たきり老人の各家まで行ってマンツーマンでやっています。要介護度だけではなくて、寝たきり度、日常生活の自立度判定基準を縦軸、それから認知度を横軸にして、２つで要介護度を判断していま

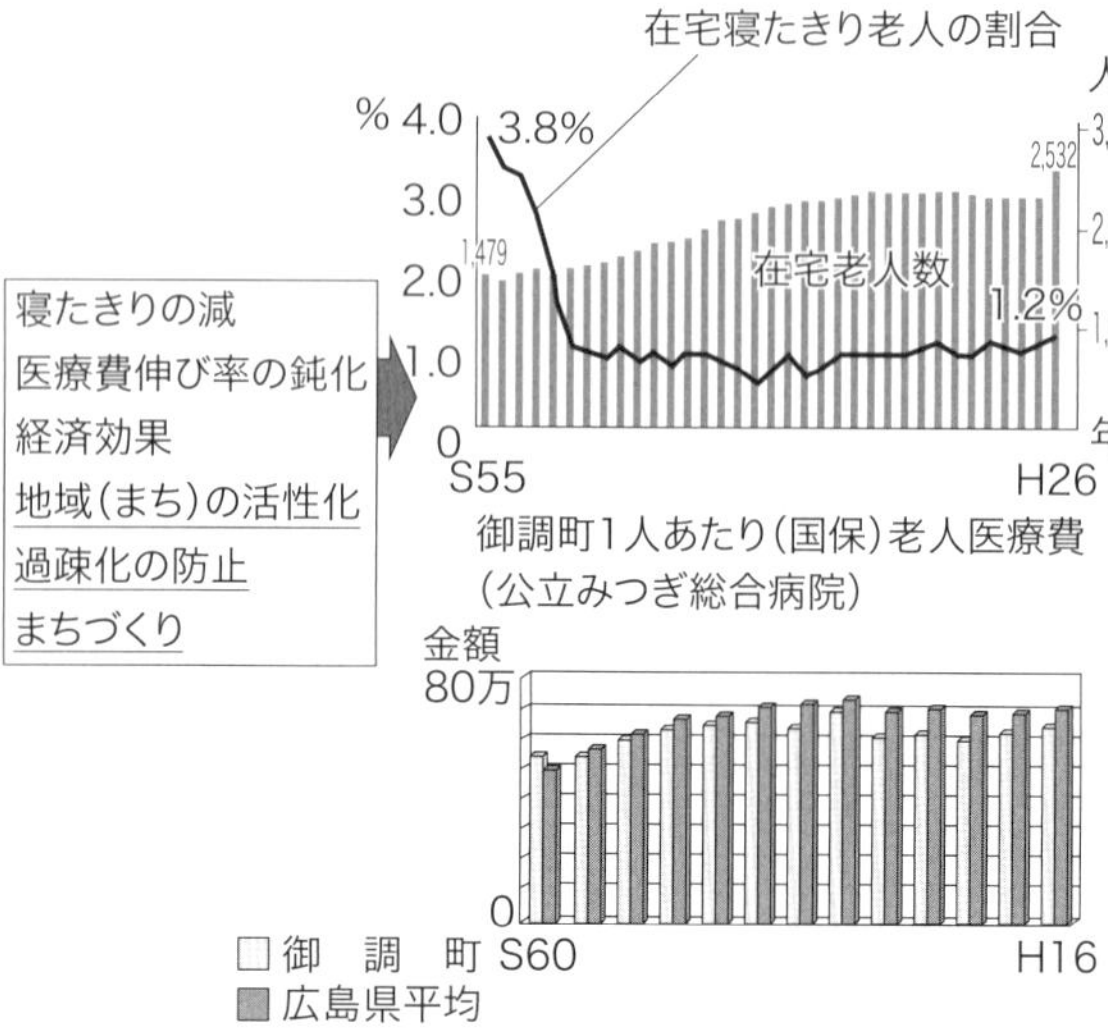

図1　地域包括ケアシステムの成果

したから。それを今も使いながら、ずっとうちの保健師たちがそれぞれ担当の所をまわってこれをつくるんです。そしたら今でも在宅の老人に対して寝たきりの老人の割合が1・0から1・2〜3％前後で推移しているのがわかります。

専門職間の連携に行政の介入を

澤村　先生があの保健・医療・介護・福祉・生活まで含めた、線からではなくて面からのアプローチを進められ、その結果寝たきりの人の数が3分の1に減り、医療費、介護費が削減できたというようなエビデンスをきちんと出されたことが、「地域包括ケア」という先生の提唱された言葉が国の法律用語になったことに

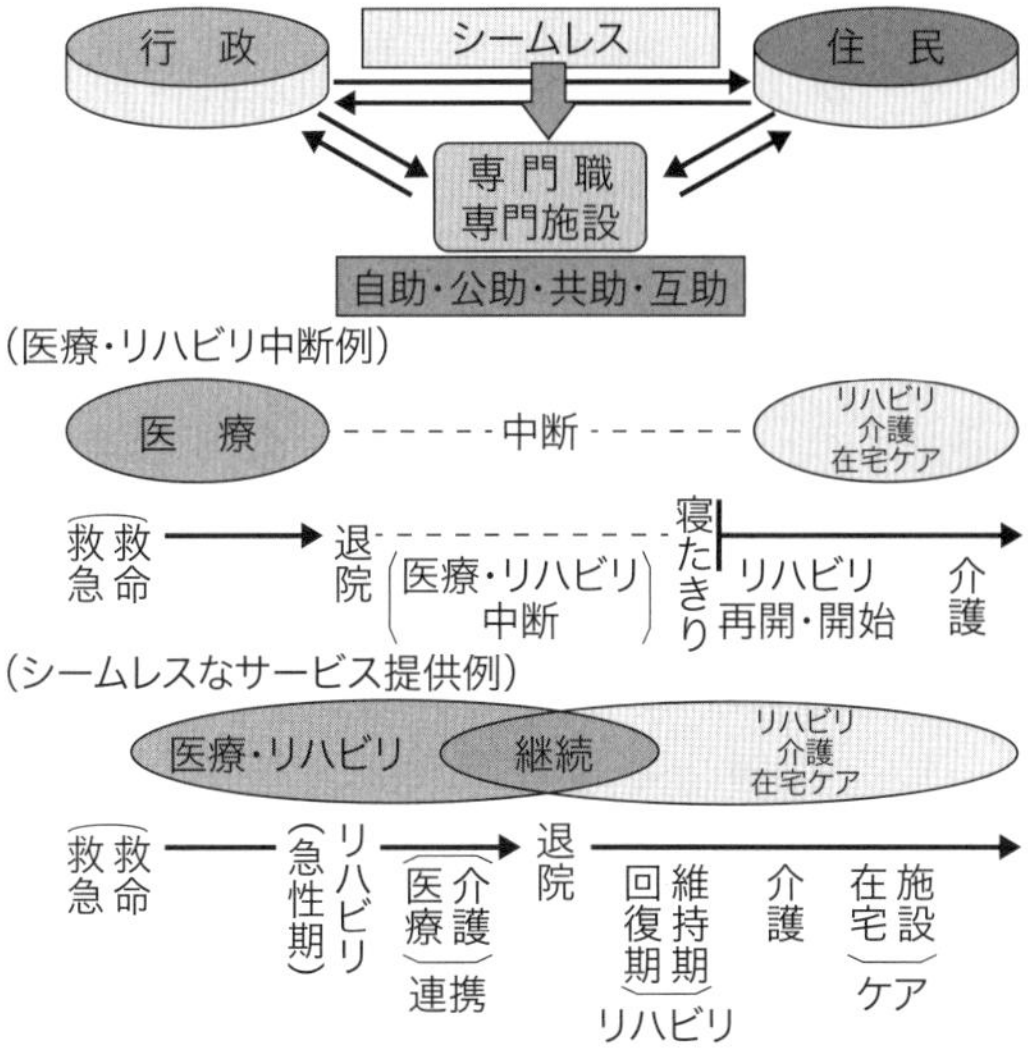

図2　シームレスな医療・介護連携

大きく結びついていったと思います。

山口　そのとおりですよ。図2に面の連携について書いてあるのですが、専門職間の連携は今まで病診間の連携などいろいろありました、あるいは施設と病院の連携。それは所詮点と点を結んだ線の連携なんです。私は今から面の連携でなくてはならないと思っています。それは専門職間の連携に加えて、行政が介入していかなければいけないと思っています。

澤村　これまで、地域を動かす先生のエネルギーの凄さに驚いたことが何度かあります。特に、病院の医療の機能の中に行政が持っている福祉の機能を引っ張ってきてドッキングされ、保健・福祉センターを病院内におつくりになった。これが行政改革の実践1号の成果となった。ちょうどそのころにおうかがいしたことがありましたが、私には全く思いも及ばぬことでしたので、先生の実行力には大変ビックリしましたね。

山口　町長が偉かったんです。

澤村　しかし先生が仕掛けないとできなかった。

人材は数でなく質できまる

山口　あの時、町長は1時間足らずの話で理解してくれました。

　私がここに来て、病院をつくる時にやはり事務長には、私の片腕になるようなしっかりした人を置かなければと思いました。僕は来たばかりでわかりませんから。みつぎ町で、どうせ役場の職員の管理職を持ってくるのだろうと思いましたから、ピカイチは誰だと聞いて、そこで町長に直談判したわけです。ピカイチをくれと。町長は渋っていましたけれど、「まあよかろう」と言ってくれたんです。実はそうして来た人がうちに8、9年くらい赤字時代もずっとおりました。苦楽を共にしてきたわけです。楽は1つもない、苦だけ。そうして役場でちょうど助役さんが病気で倒れられたので、戻ってもらったんです。その後1番目の町長の後を継いで町長になっていましたね。

澤村　先生は、地域の住民の皆さんのニーズから縦割りの行政機構を打ち破って横断的につながれたわけですが、議会対応などで大変なご苦労があったと思いますが。

山口　ありましたよ。役場が病院に行くなんて考えられない。町長がよく理解してくれたというのは、私にとってとても大きいことでした。先生もよく問題は人と金とおっしゃいますよね？

金を稼ぐのも仕事の1つですよね。いろいろな意味で人というのは数より質だと思うんです。

「つくられた寝たきり」をなくす取り組み

澤村　先生が公立みつぎ総合病院を着々と整備され、歯科保健センター、リハビリテーションセンター、緩和ケア・ホスピス病棟、障害者施設など、赤字覚悟で住民の皆さんのニーズを満たすために大変なご努力をされた。特に、当時まだ、医療保険、介護保険には認められていなかった訪問看護や訪問リハビリテーションに取り組まれました。常に、取り組んでいる事業の内容よりも、まず財政の健全化を行政から迫られてきた私にとっては、先生の挑戦はまさに驚きの一言に尽きます。

山口　僕はそれよりも当時2つのことを考えていました。1つは外科医ですから自分は手術が成功して命を助けたと思っているわけです。ところが2、3年後には寝たきりになって、こんな大きな褥瘡をつくって舞い戻ってくるわけです。「これで果たして成功したと言えるのだろうか」と非常に自己嫌悪に陥ってしまいました。もう1つはお金の問題で、もちろん病院は赤字でしたから非難されても仕方がないのですが、国保の特別会計というのは、国保直診の医療を提供する国保診療施設と国民健康保険の病院があるわけです。この2つを足して2で割れば、0になる。これなら良いと。その中に予防、保健、ヘルス事業というものも入れる。そして予防効果が出るようにすると。こういうことを言ったわけです。そして町長がそれをわかってくれて、当時高齢者福祉というのは措置制度でしたから、われわれ医療関係者は手も足も出ません。そこで措置をなくす。国がいずれなくす方針というのはわかっていました。しかし、そのためにはまずその2つのバランスを取らなければいけないということで、そこで医療費と寝たきりゼロ作戦の両方のバランスを取るようにしたんです。寝たきりが減った、その度に医療費も下がったというのが一番良いわけです。しかし、逆でもいけない。ですから一方に偏することは良くないんです。バランスが大事だと思います。

澤村　先生が地域完結型の地域包括ケアシステムをおつくりになった結果として、寝たきり老人が減り、医療費が減少し、社会の活性化につながった。そして、この「地域包括ケア」が国の法律用語になって、我が国を動かしておられる先生の先見性と行動力の凄さに、改めて敬意を表したいと思います。

山口　そうですね。柱になりましたからね。最初のキッカケは、病院から退院した患者さんが寝たきりになっている。これは対応がまずいわけですから全部「つくられた寝たきり」と捉え、どうにかしてこれをなくそうということで「寝たきりゼロ作戦」と呼んだんですね。僕は老人とは限定しませんでした。ところがその後、これがゴールドプラン、つまり高齢者保健福祉推進10ヶ年戦略として国の政策になった。10ヶ年というのは介護保険が始まるまでの10年間でしたけれど、国の政策として打ち出してきたわけです。私たちが不採算医療を承知であえてやった「寝たきりゼロ作戦」がそのまま内容になった。

地域包括ケアと地域リハビリテーションは登るルートは違っても目指す山頂は同じ

澤村　先生が地域包括ケアのルートを通じて山に登られたように、僕自身は障害者のリハビリテーションからスタートして別のルートから登って行きましたが、目指す山頂はどうも同じだったと思います。

兵庫県立総合リハビリテーションセンターがスタートして一番初めに困ったことは、県下のリハビリテーションに関係するいろいろな専門職の皆さんが育った環境が別々なためか、医療も社会福祉も職業も、同じ地域に住んでいながら、face to face の関係ができていないことでした。そこで1973年に兵庫県リハビリテーション協議会を発会させました。この協議会には、医療・社会・職業・教育そして障害当事者の皆さんに理事として参加いただき、兵庫県庁の障害福祉、高齢福祉関係の課長に参事としてご参加していただいています。持ち回りで研究会を開催しており、これが多職種協働の場となり喜んでいます。

1969年にスタートした病院は安普請であったため病院を建て直すプランを貝原知事に相談した際、知事は病院の新建築についてご了解くださると同時に、「兵庫県内のどこに住んでいてもリハビリテーション医療を受けられるようにしよう」と、2次圏域ごとにリハビリテーション中核病院を指定して、リハビリテーション専門職を増員するとともに市町村に対するリハビリテーション支援をするシステムづくりを指示されました。これが、兵庫県の「地域リハビリテーション」システムの基礎となりました。私が、ここまで総合リハビリテーションセンターの整備、地域リハビリテーションシステムの構築に微力を重ねることができましたのは、歴代知事のご支持と信頼関係のおかげであり、行政を巻き込んでの行動は、山口先生の実践から学んだものです。

この兵庫県でのリハビリテーション協議会と地域リハビリテーションシステムを、1990年にできた日本リハビリテーション病院協会に導入し、その後日本リハビリテーション病院・施設協会のメインテーマの1つになりました。

1997年ごろ、介護保険の導入を準備されていた厚生省の老人保健課に呼ばれて、地域リハビリテーションシステムを導入したいので協力してほしい、との依頼が日本リハビリテーション病院・施設協会にありました。その理由は、リハビリテーションを介護保険の前置主義としたい。つまり、リハビリテーション医療を行った後で障害の残った人に介護保険を適応したい。しかし、各都道府県によってリハビリテーションの社会資源に大きな格差があることがわかり、この都道府県によるリハビリテーション資源の格差を少なくすべく、各都道府県に地域リハビリテーションシステムをつくるための企画作成の依頼でした。そこで、兵庫県での地域リハビリテーションシステムを基礎に、老人保健課と一緒になって浜村明徳先生と石川誠先生が中心となられて、現在の地域リハビリテーションシステムが作成されました。つまり各都道府県にリハビリテーション協議会を設立し、そのリハビリテーション協議会によって各都道府県に地域リハビリテーション支援センター、2次圏域ごとに地域リハビリテーション広域支援センターを指名し設置しようとするシステムです。この地域リハビリテーションシステムの構築について厚労省から全国都道府県および医師会に依頼通達されました。

ただし、初めのうちは補助金がついていましたが、補助金がなくなってからはだんだんと衰退していってしまい、今現在は25府県しか地域リハビリテーションシステムが行われていません。

山口　２００５、２００６年のあの法改正で地域リハビリテーション予算がなくなったでしょう。それまでは全国40近くの府県でやっていましたものね。

地域リハと地域包括ケアは同義語

澤村　地域包括ケアの現状を見ていて、市町村によってずいぶん温度差があるように感じます。この地域包括ケアをサポートするためには、都道府県支援センターとか地域リハビリテーション広域支援センターが地域リハビリテーションシステムの中心となってしっかりと支持していかなければダメなのではないかと、私は考えていますがいかがでしょうか。

山口　間違いないと思います。僕は先生とのお付き合いがもう長くなりますけれど、先生のおっしゃった地域リハビリテーションも僕のいう地域包括ケアも同義語だと思っています。

澤村　僕もそう思います。

山口　先ほど、山に例えられて、こっちから登った、あっちから登ったとおっしゃいましたけど、そのとおりなんです。登った道は違いますが、一番上は同じ。山頂は一緒ですよね。同じことをイメージし、同じことをやり、しかし通った道は異なる。

地域包括ケアの対象は高齢者に限らず、ソーシャル・インクルージョンで

澤村　その中で、地域包括ケアは当初「２０２５年の団塊の世代が高齢化する時にどうしよう」という話からスタートしましたが、現実的には全ての住民を対象にということですよね。

山口　僕は最初から高齢者のみを対象としていないです。住民全部です。障害者も子供も、発達障害児だって今からもっと問題になると思いますよ。だから子供も障害者も高齢者も全部含めての仕組みだと思っています。

澤村　兵庫県では長くユニバーサル社会を目指して、年齢、障害の種類、性別、文化を越えて誰もが安心して住み慣れた地域に住み続ける社会を目指しています。また、障害者権利条約の中でソーシャル・インクルージョンという言葉が中核的な理念となり、いろいろな差別を超えて、どんな人でも地域で排除されることがなく、共生社会をつくっていこうという考え方が国際的な動向だと思います。兵庫県立総合リハビリテーションセンターの管理運営にあたっては、縦割り行政の弊害に泣かされてきました。これからは、厚生労働省内でも縦割り行政を廃して、横割り連携を強めて地域にある様々な社会資源を利用できるように抜本的な改革を行うことが必要ではないでしょうか。最近、厚労省はやっと重い腰を上げ、地域包括ケアの深化を求めて「我が事・丸ごと」地域共生社会づくりを提唱されています。都道府県、市町村に対して直接もう一度「地域リハビリテーションシステム」の設置の必要性に対

して指令を出していただくということは無理なのでしょうか。

山口　僕はやはり出すべきだと思います。国がもう1回縦割りではなく、横の櫛をボーンと差したものをつくるべきだと思います。先生に同感です。ただ、都道府県による格差が大きいことも事実です。県内でも違います。人事異動で理解のある課長とそうではない課長が来るのとでは少し違ってくるんですよね。

地域包括ケアの推進母体をどうするか――土石流災害の経験から学んだこと

澤村　兵庫県地域リハビリテーション支援センターとして問題となったのは、地域包括ケアの推進母体そして事務局をどうするかです。センター内に、訪問看護・リハビリテーション、訪問介護、障害者生活支援、高次機能障害などのセンター機能をまとめた地域ケア・リハビリテーション支援センターをつくり、医療・福祉に関する総合相談所の機能を持たせました。その長に理学療法士の総務課長を置き、兵庫県の地域リハビリテーション推進会議、兵庫県リハビリテーション協議会、兵庫県3士会合同地域支援推進協議会の事務局を担当してもらって役割を果たしています。ただ、地域包括ケア時代に入り、もう少し目標を明確化し、ワーキングチームをつくるべきだと考えていた時に、先生が広島県包括ケア推進センターを設立され、多職種協働、在宅ケア、地域リハビリテーション、看取りなどのチームをおつくりになられたことを知りました。
先生の先見性の素晴らしさと実践行動力の素晴らしさに驚いています。その経過を教えていただいてもよろしいでしょうか。

山口　それはですね、1つの出来事を経験したからなんです。広島県で土石流災害がありましたよね。

あれで山から土石流などがダーッと流れてきて、だいぶ死者も出ました。最初はDMATたちが行って、それから保健師たちも行った。その時にうちは県の要請を受けて、保健師とリハビリテーションスタッフを派遣したんです。保健師は他の市町村と協力し、避難所などを回りました。そして、要介護者、要支援、そのような方々を全部ピックアップしました。そして、次の出番はリハビリテーションスタッフです。廃用症候群にならないようにリハビリテーションを提供しておりました。これが非常に功を奏した。44日くらい続けたのですが、ただ、その時に老健施設のスタッフがいっぱい集まったんです。不思議でしょう？　病院のリハビリテーションスタッフは大きな病院ほどあんまり行っていなかったんです。大病院は急性期のリハビリテーションしかやりませんから、地域でのリハビリテーションをやっている大病院は広島県内にほとんどありません。福祉施設でやっているので、それでも良いのですが……。うちのようにリハビリテーションスタッフを100人近く抱えてやっている病院は特に地域の方に力を入れてやっている病院はあまりないんです。その結果、老健のスタッフが手を挙げてたくさん集まって来たんです。私は、「これは隠れた資源だな」と思いました。熊本災害の応援に行った時もそのリハビリテーションスタッフを活用しました。医療法人スタッフなんかは「理事長の許可がないと自分たちの意志だけで自由に出られない」ということで、これが隘路だなと思いました。

澤村　それが地域包括ケアシステムのサポートセンターの基本になったのですか。兵庫県での地域リハビリ活動へのリハビリ専門職派遣協力可能施設は、１９４施設で、病院・診療所が90と大手をしめています。他の施設はどんな施設ですか。

山口　医療機関もあり、老健施設だとデイケアなんかもありますし、リハビリテーションスタッフがいます。

澤村　サポートセンターへの参加には手を挙げてもらったのですか。それとも先生ご自身が動かれたのですか。

山口　手を挙げてもらったのもあり、こちらから指名したのもあります。僕が直接電話して、みんな快く引き受けてくださいました。

広島県地域包括支援センター、そして、サポートセンターの果たした役割

澤村　地域リハビリテーションシステムの中で、市町村の地域包括ケアを支え、市町村間の格差を少なくするためには地域リハビリテーション広域支援センターの支えが必要だと思っていました。しかし、介護予防・日常生活支援総合事業に地域リハビリテーション活動の重要性が明記され、リハビリテーション専門職の地域活動を進めるには広域センターだけでは不十分で、できるだけ多くの医療・介護機関の参加が必要と感じ、兵庫県でも3士会合同支援協議会などの支援を受けて地域包括ケアを支えるサポートセンターとしてできるだけ多くの医療・介護、福祉などの機関の参加を期待しています。その中で先生が他府県に先駆けて広島県地域包括ケア推進センターを立ち上げられ、多職種協働、地域リハビリテーション、在宅ケア、看取りのワーキングチームを立ち上げておられる。その行動力の凄さに驚くばかりですが、具体的にどのような活動をされ、また、その活動の評価をどのようにされているのかお教えください。

山口　うちの病院は広島県のリハビリテーション支援センターに指定されていますので、病院でコーディネーター的なキーパーソンが1人いるんです。これが全体をまとめています。災害時には1人のリハビリテーションスタッフを責任者とし、現地にほとんど毎日のように貼り付けてやっていたんです。現地のコーディネーターとして数字から何から全部私に報告

するんです。それで県と相談しながら、夜の8時9時ぐらいに明日の計画を立てる。そして翌日はその計画どおりにやる。それを1ヶ月ほど続けていまして、サポートセンターと名前まで変えてしまったのはそれからなんです。それまでは協力医療機関、協力施設そんな名称を使っていました。

澤村　サポートセンターというのは125ある地域包括ケアセンターと、どういう関係でしょうか。

山口　県内の日常生活圏域のほぼ全圏域にサポートセンターがあります。広い圏域で考えると全部ある。地域包括支援センターは広島県内に全部でサブセンター、ブランチを入れると168か所あり、数としては両者ともに日常生活圏域の数（125）とあまり変わりません。しかし、なかには中国山脈のど真ん中だったりすると必ずしもそう潤沢にはいかない所もあるんですよね。そういう所は場合によってはうちから応援を出すんです。

澤村　そこからリハビリテーションのスタッフは出ているんですか。

山口　サポートセンターから出るんですよ。

澤村　でしたら3士会の人たちと協力してやっておられるんですね。

山口　ですから3倍増しくらいの効果があります。

澤村　その予算は広島県が出しているのですか。

山口　国の補助金である新基金から出しています。最終的には国の金です。しかし、それまでは金がないから県が取りあえず出してくださっていた。県から出る前はなんにもないから自分で出しとけとうちの老健協会の方から出したんです。やりくり算段しながら。そしてもう1つ、広島県ではこの数年間でサポートセンターを3倍位に増やしたことも効果が上がった大きな理由だと思います。

澤村　いやあ、先生、素晴らしいですね。

老健施設やサポートセンターは多職種協働のプライマリケアの拠点

山口　僕は、やはり現実はそれだと思うんですよ。行って、診て、はい、さようならではいかがなものでしょうか。

澤村　継続したケアができていないですよね。

山口　どこの県もそうじゃないですか。キュアはできるけれど、ケアはできないじゃないですか。

澤村　そのとおりです。

山口　日本は本当に無駄が多いですよ。それよりも老健施設なんかのリハビリテーションスタッフたちが行って。1人1人を避難所で看て回って、段ボールで囲いながらやってくれた。そういうことが必要なんじゃないですかね。

澤村　そういうセンターが将来多職種協働のプライマリケアの拠点になって、在宅での看取りまでかかわってほしいと思いますが。

山口　拠点になりますよ。ですから僕はサポートセンターや老健施設は生まれ変わらないといけないと。もう1回つくり直さないと、今のままでは老健施設は潰れていきますよ。在宅復帰ってあるでしょ。あれ、全部が在宅復帰をしているわけではないんですよ。同じ施設で今日退所したら、明日ショートステイで入るという形になっている所もある。そしてロングショートステイなんてのもあってね。

終の棲家

澤村　老健施設はこれから地域の拠点としての役割を果たすことが大切ですよね。先生、いろいろお聞かせくださり、ありがとうございました。

最後に終の棲家についておうかがいしたいのですが。私は87歳になり、妻が82歳になりました。そんな中で、できることならば人生の最後の日を病院とか施設でなく、住み慣れた自宅で迎えたいと考えています。しかし、我が国は諸外国と比較し、これまで入院ケアや施設ケアを中心とした施策をとってきて、在宅ケアを疎かにしてきていると言わざるをえないと思います。そのため80％の人たちが病院で亡くなっています。やはり最後は在宅で友人と家族に囲まれて死にたいなと思うのですが。

山口　囲まれて死にてさよならと言いたいですよね。

澤村　先生も同じ考えですか。

山口　全く同じ考え。僕も最近ね、うちの師長たちに言うんですよ。俺は死ぬ時どこで死ぬかなと。ここではもう死なんぞと。けれど、よその病院で死ぬ気はさらさらないと。僕の意識がある限り「我が家に」と言うだろうと。しかし、それがどうしても不可能となった時はここしかない、と冗談で言うんですけれど。

地域完結型の地域包括ケアシステムを全国に広げたい

澤村　先生が常に提唱されてきた地域完結型の地域包括ケアシステムが日本全国に広がっていくことを願いたいのですが。今後の決め手となる政策について、どのようにお考えですか。

山口　僕は日本の場合はですね、３次救急医療をやっている特定機能病院などは別ですけれど、普通の２００床位までの総合病院などはもっと包括ケアをやるべきだと思いますね。在

○「人」と「金」
○縦割りの歪（壁）
○シームレスなサービス提供
（医療と介護、施設ケアと在宅ケアの連携）
○首長と住民の理解と協力
○専門職の認識
→　地域包括ケアの概念の理解
→「人」をみる医療・介護・福祉
→「生活」の視点が重要
→「連携」多職種連携、医療介護連携、「面」の連携の重要性

図３　地域包括ケアシステムの課題

宅に出すマンパワーを持っているわけですから。図3に地域包括ケアの問題点が出ています。人というのは専門職のマンパワーですね。専門職がいないとなんにもならない。それから財源ですね。この2つが一番大きい。しかしこの4つ目のところに首長——市町村、自治体の長ですね。都道府県で言うと知事。それと住民の理解と協力がいると。この2つが一番大きいです。

広島で、地域包括ケア推進センターを作ったときに、生活の視点が必要だったんですね。澤村先生がおっしゃった地域リハビリテーションの定義、去年改定されましたよね。僕もこの30年の間に4回くらい改定しましたよ。

澤村　浜村明徳先生がリーダーとなって、インクルージョンの理念や住民主体の生活などを意識されながら改定されました。

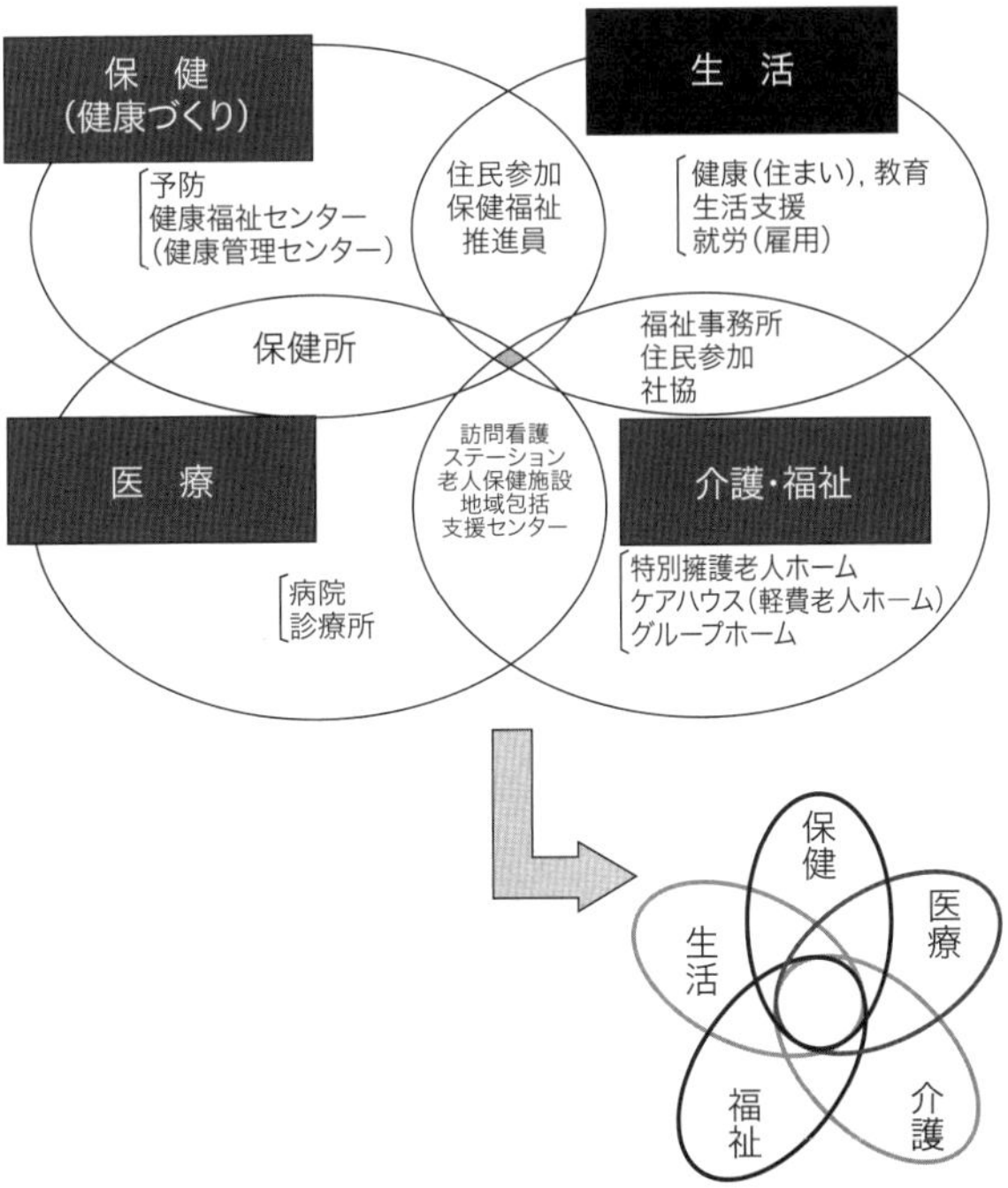

図4 長寿社会における“まちづくり”(地域包括ケアシステムのイメージ)─保健・医療・介護・福祉と生活の連携─

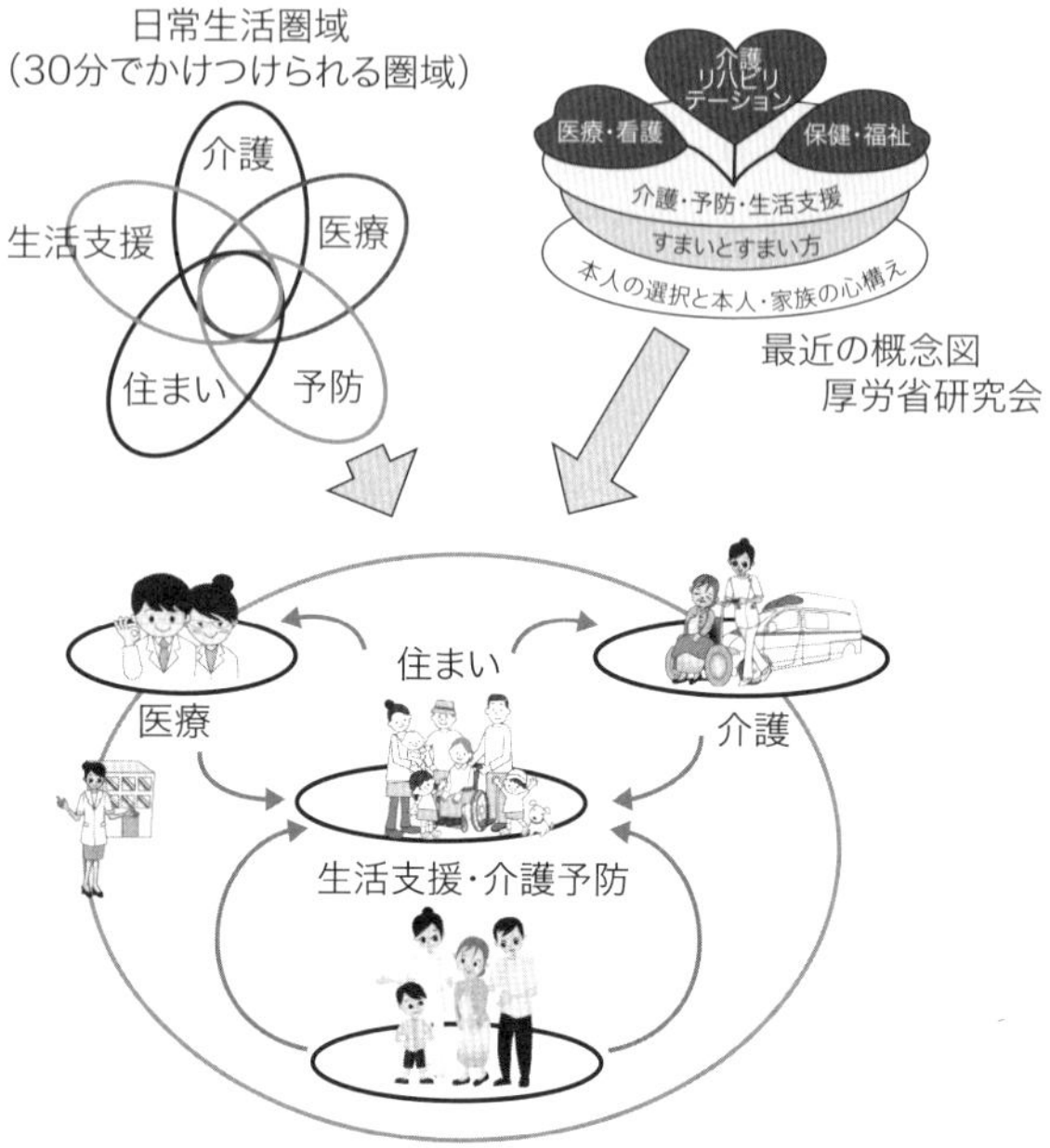

図５　地域包括ケアシステムのイメージ

山口　地域包括ケアと同義語だと思っていますよ。

澤村　僕も全く同感です。違和感ないです。

保健・医療・介護・福祉と生活の連携

山口　生活という言葉が共通しているんです。やはり生活という視点が今までわれわれ医者には足りなかった。ですから図４にあるように、保健・医療・介護・福祉と生活の連携と考えています。国に合わせて５つの花弁に直すとこうなりますね。去年、国の研究会で、図５の植木

○全市町と地域包括支援センターに広島県地域包括ケア推進センターがヒアリング　→　評価
○自己評価と第三者評価
○評価指標
①医療　②介護　③保健・予防
④住まい・住まい方　⑤生活支援・見守り等
⑥専門職・関係機関のネットワーク
⑦行政の関与（連携）　⑧住民参画（自助・互助）
○レーダーチャート作成（5点満点）

★今後追加予定の評価指標（定量的評価（アウトカム評価））
⑨寝たきりの増減（重度化の有無）
⑩医療費・介護費用の推移
｝費用対効果

図6　地域包括ケアシステム構築の評価（広島県）（その1）

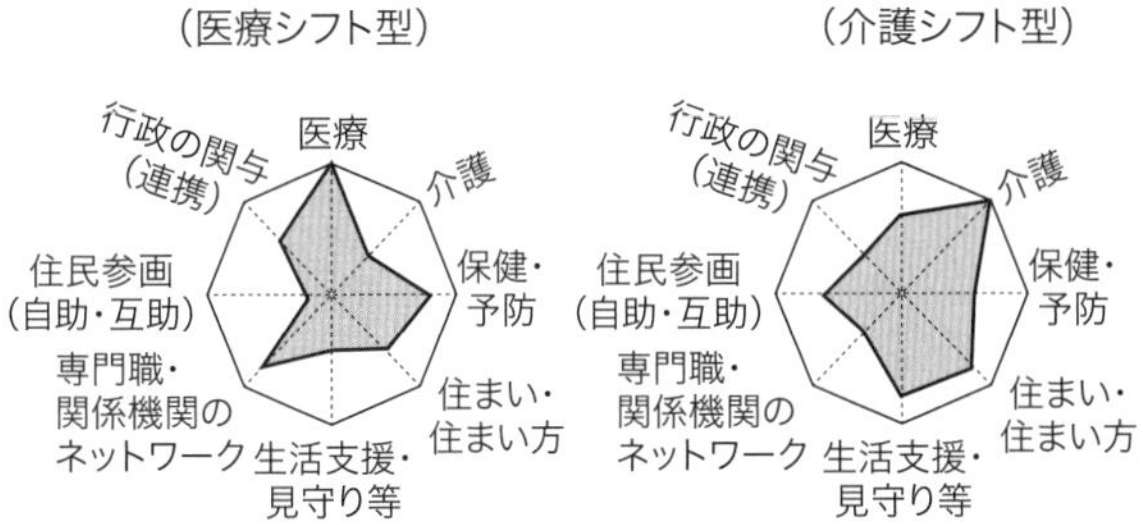

図7　地域包括ケアシステム構築の評価（イメージ）（広島県）（その2）

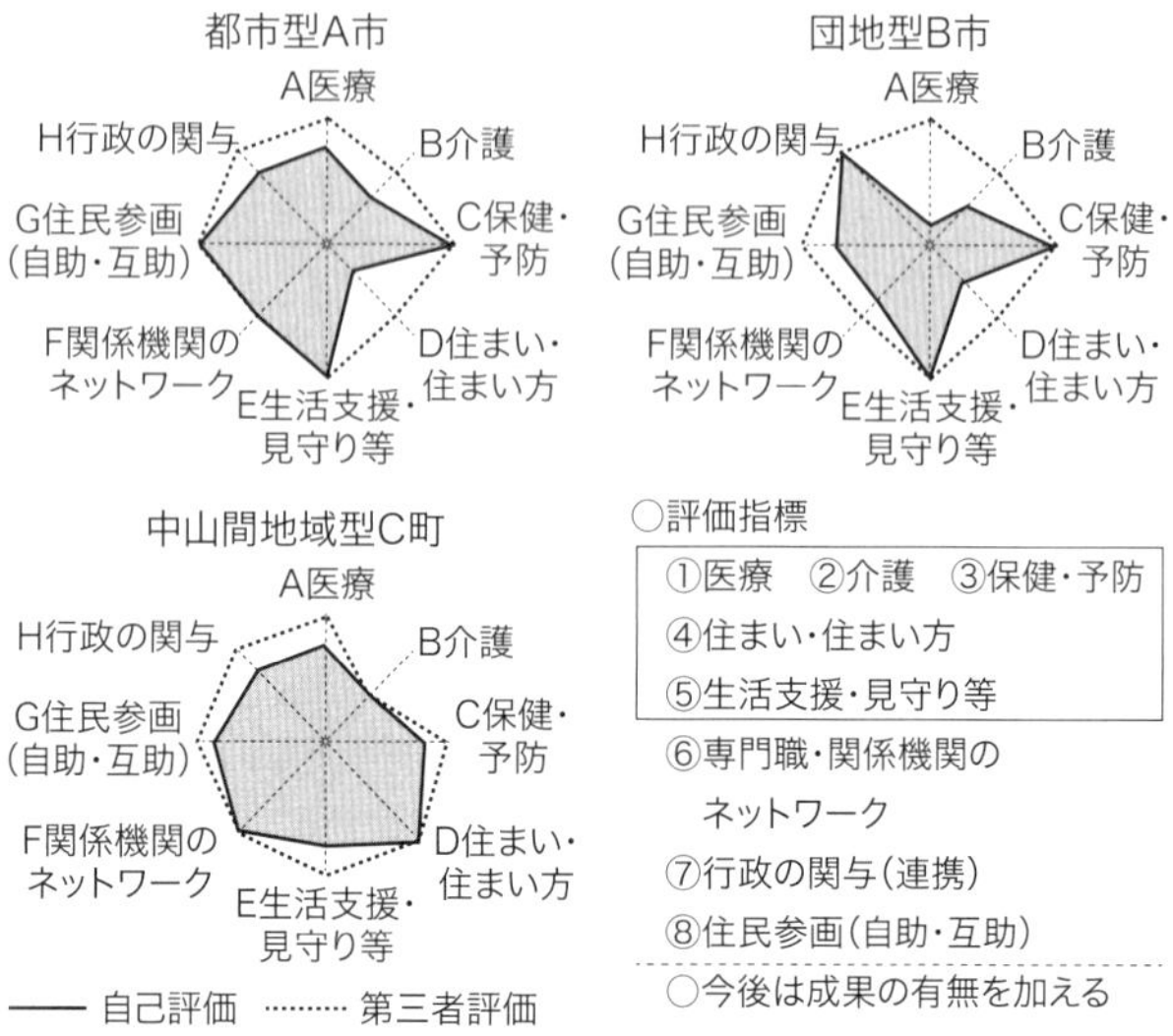

（広島県地域包括ケア推進センター）

図8　パイロット圏域における地域包括ケアシステム構築の評価（平成26年度：広島県）（その3）

鉢に「保健・予防」となっていたのを、「保健・福祉」に変えました。

澤村　介護予防がなくなった。

山口　初めはそうだったんですよ。そうしてリハビリテーションというのが途中で少し変わりだした。

　そして、今、私は県の地域包括ケア推進センターで図6から8のような評価をしています。

澤村　地域包括ケアの実践について評価をされていることが、エビデンスを示す意味で素晴らしいことですね。

山口　評価指標は図7、8を

使っています。

澤村　この評価は私たちがこれから見習ってやっていかなくてはならないことですね。

山口　住民が一番苦労しました。

評価の基準は費用対効果

澤村　結局、最終的には地域包括ケアの評価にお金が関与してくるとは思います。寝たきり老人をどのくらい減らしただとか、医療費や介護費をどれだけ少なくしただとか、財政的に見てどのような効果が出るのかが重要課題になるのではないでしょうか。

山口　なるんですよ。ですから僕はいつも金のことだけをいろいろ言うのではなく、バランスの問題だと思っていますね。費用対効果です。

澤村　先生、素晴らしいですね。なかなか僕らにはできないことですが、都道府県の地域リハビリテーションのシステムが地域包括ケアを支えるのだとの考えの下に、現在地域リハビリテーションシステムを実施していない都道府県に再度呼びかけたいと思っています。少しずつですが、先生の後を追いかけていきたいと思います。

山口　僕はね、全国でこれをやってみたら面白いと思うんです。広島の国保連合会が日常生活圏域単位の医療費用や介護費用の顔が出るようなシステムをつくりましたから。凄いですよ。それが出たら費用や要介護の経年変化についてもわかるんですね。ですから、このようなレーダーチャートが今度定性の部分と定量の部分で両方出る。こういったものができるんです。そこまでやったら、定性評価のエビデンスともいえる定量評価になり、両者によって真の評価ができると考えています。そこで、いよいよ僕は本当に引退しようと思うんです。

澤村　先生の先見性と行動力の速さは凄い。日常生活圏域における地域包括ケアシステムの実践が、地域での安心社会を創り、財政的にも優れた成果を得ることを実証し、今後も地域での実践から我が国の将来を導かれる先生の生き様から多くを学ぶことができました。今日は、長い間お教えをいただき本当にありがとうございました。

2 著者インタビュー

「地域リハビリテーションの心の変わらぬ理念は住民主体の活動をつくること」

――誰よりも信頼できる仲間と歩んで

ゲスト　大田仁史（茨城県立健康プラザ管理者・茨城県立医療大学付属病院名誉院長）

ご略歴紹介

1962年東京医科歯科大学医学部卒業。1973年伊豆逓信病院リハビリ科部長、1974年全国地域リハビリテーション研究会を発足、1993年同病院副院長。1996年日本で初めての医療専門職を養成する茨城県立医療大学の付属病院を立ち上げる。2005年茨城県立健康プラザ管理者、茨城県立医療大学名誉教授。「シルバーリハビリ体操指導士養成」の創始者。

大田仁史先生は、1936年香川県高松市にお生まれになり、1962年に東京医科歯科大学医学部を卒業され整形外科医としてスタートされました。最初は私と同じく切断者のリハビリテーションに取り組まれ、脳卒中で倒れられた田中角栄元首相のリハ専門医として、リハビリ医療にとりくまれました。その後、NTT東伊豆逓信病院副院長を経て、茨城県立医療大学付属病院長、そして、2005年より茨城県立健康プラザ管理者として、多くの元気老人をシルバーリハビリ体操指導士として養成されていることはご存知の通りです。1972年に多くの仲間と全国地域リハビリテーション研究会を起こされ、以後ずっとわが国の地域リハビリテーションをリードされており、わが国の地域リハビリテーションのレジェンド的な存在であります。

私も大田先生と同様な切断者のリハビリテーションから、地域リハビリテーションをライフワークとして選択してきました。もう40年以上前になると思いますが、寝たきりゼロ作戦の事業として、介護保険導入前での老人保健事業機能回復訓練事業が全国的に積極的に行われていた頃です。兵庫県にも再三おこしいただき、ご指導を得ましたが地域住民の人たちに投げかけられる先生のやさしさや熱意に圧倒されたことをよく覚えています。また、数多くの御著書での先生の学識の深さから多くを学びました。介護期、終末期など新しい言葉を導入され、私にはとうてい及ばないことを先生から学び、この40余年間心に刻んでまいりました。

今回本書の対談を企画しましたときに、山口昇先生とともに、大田仁史先生から改めてその生き様を教わりたいと思い、この対談を企画しました。

大田先生が、地域リハビリテーションをライフワークとして選ばれた動機は

澤村　大田先生は東京医科歯科大学病院で整形外科医として切断と義肢に取り組んでおられました。次に新宿の伊藤病院に行かれて、多くのPT、OT、STとともにリハビリテーションを始められましたね。そこで地域の仲間、障害のある方の生活から多くを学ばれたのではないかと思いますが。

大田　学ぶべき師は患者さんです。リハビリテーション的なことを考えさせてくれたのは、私が整形外科に入って最初に出会った青年です。大腿骨の骨折で病院に来ました。ギプスを巻いたら、一度大学病院から家に帰ってもらわねばなりません。彼は「自分はアパートで独り暮らしです。この状態ではトイレにも行けない、食事も作れない。死んでしまいます」。そう言われてみればもっともなことなのです。もしこの状態が障害だとしたら？　一生この状態で暮らすとしたら、どうすればいいいんだ？　治療は完璧なのか？　その時に思ったのが、リハへの思いです。

医科歯科大学は骨肉腫の切断患者さんが多く、その人が亡くなるまで家族も含めつき合うことがしばしばありました。義肢装具を通して生死にかかわる人生の勉強をさせてもらいました。

特に勉強させてもらったのは、牛塚統六さんという患者さん、脳卒中の会の会長の方です。この人たちの考え方や生き方を芯から支えることの重要さを学びました。

そういう会で退院後時間が経った患者さんとお付き合いをしているとき、自分の患者さんではありませんが術後の患者さんと患者さんの会で会うことがあるのです。その時に悲惨な姿になっていることがある。そのような人を見て、術後のフォローが大事であることを学びました。10年後、悲惨な姿になっていることもあるのです。自分が腱移行手術をした人がどうなっているか心配になりました。

また介護終末期のことを考えられるようになったのは、1人の老人との巡り合いです。両腕を前腕部で切断されたお年寄りで、老人ホームで出会いました。ショックでした。何故こうなったのか？　誰がそうしたのか？　そのプロセスの中で、介護の中で、リハビリテーションという思想が入っていないと思いました。

伊豆の離島でのリハのシステムを作るときには、大島老人ホームの施設長の熱意に触れたからです。離島のリハのあり方を勉強しました。

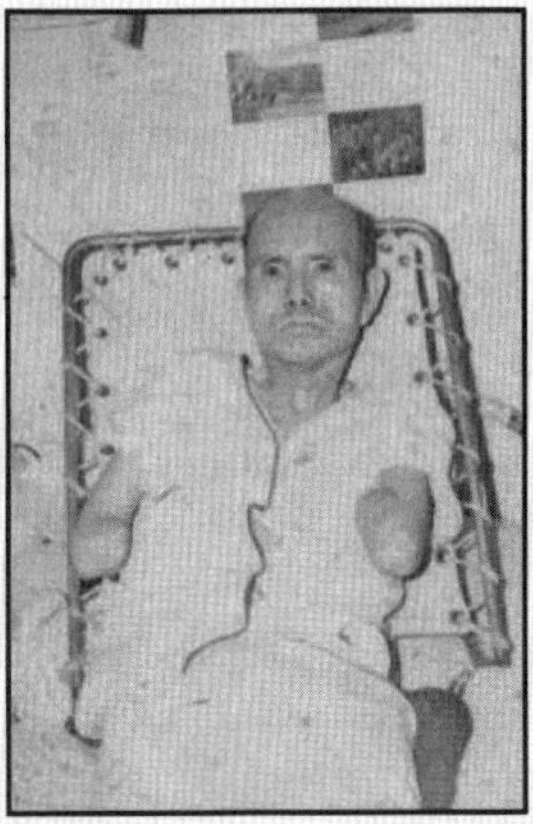
腕は切断されなければならなかったのでしょうか。
防げなかったのでしょうか。
これで、介護困難の状態は解決したのでしょうか。尊厳は守られたのでしょうか。

三六歳の時、伊豆逓信病院（現：NTT東伊豆病院）に移って、患者さん中心のリハビリテーションを徹底的にやろうと考えて、今の回復期病棟の基準より遥かにしっかりした病棟をつくり、徹底して看護リハビリテーション、訪問ケアに力をいれました。患者さんと旅行をすることもたびたびあって、日頃病院ではわからない患者さんの素顔や考え方を聞いたりすると大いに学ぶことがありました。田中角栄氏の在宅リハで、他人の家で行うケアの難しさも経験しました。そのころから老人保健法の機能訓練事業が盛んになりましたが、患者会の経験から学んだ集団訓練と個別指導のセットの重要さを確認できました。

縁があって茨城県立医療大学に赴任しましたが、その時は澤村先生に県職員との付き合い方についてたくさんのアドバイスいただきました。それは今も役に立っています。

介護保険が始まって、機能訓練事業があっという間に消滅していきました、その時につくづく制度に基づく活動の危うさを思い、住民主体の活動を組み立てる必要があると考え、今のシルバーリハビリ体操指導士養成事業を始めたのです。

思い起こすと、いろいろの活動のきっかけに患者さんとの出会いを感じるのです。

「地域リハビリテーション」の定義をつくる

澤村　1991年に開設された日本リハビリテーション病院協会のメインテーマとして地域リハビリテーションが取り上げられました。僕は地域リハビリテーション担當副会長として兵庫県での地域リハビリシステムを病院協会で検討することになりました。介護保険の前置主義として、リハビリテーションを上げていた厚生省からの相談を受け、各都道府県でのリハビリテーション医療の地域格差を少なくするために、協会で「地域リハビリテーションシステム」を作成しました。しかし、ここで「地域リハビリテーション」の定義を明確にしておかねばならないと考え、大田仁史先生、浜村明徳先生を中心にして地域リハ検討委員会で検討いただきました。その後2001年に改定され、そして、2016年に浜村明徳先生が中心となり、この定義を改正してくれましたが、先生はどのように受け止めておられますか。

大田　改定前と後であまり変わりませんが、２００１年の改訂では中身を少しわかりやすくして字数も増やしました。それであのような定義になりました。ある意味ではとてもわかりやすくて、１回目の方が定義としては簡潔でいいと個人的には思いますが、２回目のほうがわかりやすいです。全てのことが文字で網羅されていて、あれを超えるものはなかなかできないと思っていました。

しかも、5項目の活動指針と3項目の推進課題がついている。その活動指針が時代のニーズに合わせもっと詳しいと便利かと思います。浜村先生の意見で、直接的支援活動、組織化活動、啓発活動と活動を整理してくれたのもとてもよかったと思っています。今は、その内容をもう少し具体的に記載するために苦労されていると聞いています。「まちづくり」といった言葉をどこかにいれるとリハビリテーションの立場から見た「まちづくり」と「福祉のまちづくり」とが整合してくると思いますが、よくわかりません。

そうした検討の主体はリハビリテーション病院・施設協会でやられていますが、以前から自発的活動をされていた竹内孝仁先生（日本医大）、山本和儀先生（大東市役所）、米田睦男先生（宮崎潤和会病院）らも参加されていた地域リハビリテーション研究会は、病院や施設に関係なく、具体的な活動を掘り起こし連係しようという趣旨です。

これからの定義には「終の棲家」や「看取り」も必要

澤村　地域リハビリテーション研究会は、個人単位の組織で誰でも参加できる大きなメリットがあり、現在私どもの総合リハビリセンターで事務局を担当させていただいています。これに対して日本リハビリテーション病院・施設協会のほうは団体が出資者です。病院・施設協会の方で地域リハビリテーションの定義を時代と共に変えていく必要があるのではないでしょうか。例えば終末期における「終の棲家」とか「看取り」も定義に入れていく必要があるのではないでしょうか。

大田　これは絶対入れた方がいいと思います。終末期のリハビリテーションの知識をもったリハビリテーション医が終末期に当たらないと、がんの終末期の方などには対応できないだろうと思います。今のお医者さんの教育だけではどうしても無理です。

澤村　兵庫県でもホスピタルアットホームという考え方がすすみ、最後の看取りを病院ではなく在宅での緩和ケアの中でやる人を少しでも増していくことが大切ですね。そのためには、地域包括ケアシステムの中で、家庭医の役割が大切と思いますが。人生最後の日を、病院でなく自宅で過ごしたい、そのためには……。

大田　家庭医がやっていかなければなりませんね。

地域リハビリテーションシステムにおける問題点

澤村　１９９８年に、各都道府県におけるリハビリ医療資源の地域格差解消のために、厚生省と相談し、地域リハビリシステムをつくりました。その骨子は、まず都道府県にリハビリ協議会を設置し、この協議会で都道府県地域リハビリ支援センターおよび2次県圏域ごとに広域支援センターを指定することでした。その後、市町村の包括ケアシステムを支援するには、ほとんどの広域支援センターが民間ですのでもっと都道府県が関与するべきだという考えから、保健所の参加が決まりました。先生はいかがお考えですか。

大田　保健所がシステムの中に入っているとずいぶん違うと思います。茨城県ではずっと県主導でやっていますが、センターを認定する時に保健所を通して推薦されることになっています。年に1回、推進協議会がチェックをしますが、「県指定訪問リハビリテーションステーション」もつくりました。訪問リハビリテーションをしている病院、老健施設、診療所、訪問看護ステーションを申請により指定する仕組みですが、やろうという人がいないのでしょうがないです。訪問リハビリテーションステーションは大して難しくないのに、あまり数が増えません。訪問看護ステーションでＰＴ、ＯＴを配置さえしてくれれば、「県指定」という名称を使ってもよいとなっていますが、訪問看護ステーションではなかなかＰＴ、ＯＴを入れようとしないのです。

澤村　訪問リハビリテーションステーションを介護保険開始時に設置したいと厚生省に動いたのですが、反対意見が出て失敗いたしました苦い経験があります。その点、先生が茨城県で、訪問看護ステーションでＰＴ・ＯＴを配置しておれば「県指定訪問リハビリテーションステーション」をおつくりになったことは素晴らしいことですね。全国的に広がればいいと願っています。

介護予防、日常生活支援総合事業における地域リハビリテーション活動
広域サポートセンターとリハビリ専門職職能団体の団結・連携に期待

澤村　地域リハビリテーションシステムを設置したときは、市町村のターゲットとなるものは明確ではなかった。しかし、その後地域包括支援センターが中学校区に設置され、市町村の地域包括ケアシステムを支えるためには地域リハビリシステムが必要であることの認識が高まってきたのではないでしょうか。この中で、総合支援事業の実施において地域リハビリテーション活動に病院施設で働いている、リハ専門職を如何に地域に参加させるかが問題となっていますが、先生はどのようにするべきかお考えをお教え下さい。

大田　あのシステムの中で一番やりにくいのは、病院や施設が中心になっている。そうすると施設で働いている人は制度の中でしか動けない。そこに問題があります。病院の中でコストのことばかり言われている人たちを、地域包括ケアに回すのはとても難しい。一捻りして回さなければなりません。一捻りするとは、職能団体です。職能団体を通して市町村に行く、職能団体から支援センターへ人をまわせるような仕組みを作ったらどうかと思います。それは3士会でやればいいと思います。

職能団体はどうやって動く人を出すのか？　最初はボランティアで頑張りなさい。それを常時できるようにして、全市町村に担当の者を配置する。茨城県では全支援センターを3士会がカバーするということになりました。3士会がカバーして、町ごとにPT、OT、STの担当を配置するといった具合です。行ってくれたら、県・都・市町村と職能団体3者が協力してカバーしていきましょうという仕組みです。地域支援事業が30年度から本格的に始まるので、これからの何年かがチャンスです。

澤村　この動きに従って、兵庫県では、兵庫県地域リハ支援センター長大串幹先生が中心となって年2回地域リハビリテーション推進会議を開いています。主役は、2次圏域における広域支援センターと保健所で、県下10圏域からの発表による意見交換がなされています。一方では、兵庫県地域リハ支援センターとして。篠山潤一事務局長らが広域支援センターと傘下の市町村担当者を訪れ、サポートセンターからのリハ専門職の地域活動への参加を促進しています。少しづつですが参加希望者が増え、協力希望者が平成30年現在440人となっています。

ただ心配なことは、この地域リハビリテーションシステムが行われているところが25都道府県にとどまっていることです。

災害時に力を発揮できた地域リハビリテーションシステム

大田　このシステムがないと災害のときに困りますよね。

澤村　地域包括ケアを支えるには地域リハビリテーションシステムが必要であるとの視点から。山口昇先生のお力を借りて、厚労省老健局にもう一度各都道府県に声をかけていただけないかとお願いしていますが、国を動かすには山口先生がおやりになったように、その効果、エビデンスを地域で作っていくことが大切と考えています。

大田　補助金の切れ目が縁の切れ目みたいなところがあります。逆に言えば、お金をつぎ込んでやっている所もあります。やめた所は、非常に危険です。

澤村　私は阪神淡路大震災の時に介護予防の必要性を体感しました。今、熊本の避難所で寝ておられる多くの人がエコノミー症候群になるのです。阪神淡路大震災のときはセラピストに全国から集まってもらって、避難所全部にローラー作戦をかけました。それによって生き延びた人がずいぶんいると思います。

大田　岩手県では東日本大震災の折県のリハセンター長であった高橋明先生がこのシステムを使って支援活動を一生懸命やられました。「仕組みがあったから資源の少ない岩手県は、遅れたけどリハビリテーションを行うことができた。仕組みがなかったらと思うとゾッとする」とおっしゃっていました。そういう仕組みがないと、JMAT（日本医師会災害医療チーム）が引き上げたときに、どこに頼めばいいのか、ということになりますね。

澤村　窓口がないのですよね。兵庫県では、JRATの窓口を総合リハビリセンター・県地域リハ支援センターに置くことにしました。

大田　大分県はしっかりやっていると聞いていますし、熊本県もこのシステムはものすごく役に立っていると思います。やっていなかったら、どういうルートでリハビリテーションを展開していくのか。茨城県でも災害時の対応をシステムの中に特記しました。個人でできることではありません。

●回復期リハビリテーション病棟の課題——身体は元気、心は鬱々……
回復期リハビリテーション病棟にはリハの理念を継承できたか

大田　かつてリハビリテーションの総合承認施設がありました。リハビリテーションとしては一番レベルの高い総合承認施設、それを回復期リハビリテーション病棟に変えていったのです。言葉は別として、総合承認施設よりももっと総合的なものができるという期待を持ちましたね。しかし、お金がくっついてくるとそれだけ制限が出てきて、地域展開もしにくくなります。回復期の原型では石川誠先生は、当然のごとく退院後訪問して継続的にリハビリテーションを病院としてやっていました。ところが、そういった機能は現在の回復期リハビリテーション病棟には含まれていません。そういう点では、思っていたこととできたことには雲泥の差があります。

澤村　私は回復期リハビリテーション病棟を国際的にみてもすばらしいシステムと思っています。ヨーロッパのどこの先進国に行ってもリハビリテーションをあれだけ時間をかけてゆっくりやっている所はまずないと思います。しかし、退院後のリハビリサービスとの連携が問題で大田先生が最もおっしゃりたいところだと思います。継続してやらなければなりませんが、医療保険から介護保険に移行するところを、はっきり区別をできないことが多くあります。ここが一番大きな問題と思います。また全人間的な立場から総合的なリハサービスへの継ぎが必要と思っています。

大田　そうですね、医療保険も介護保険も「リハビリテーションは理学療法、作業療法、言語聴覚療法だ！」というように簡単に言葉でくくってしまって、特に身体のことだけをやると書いてあります。何を考えているのだろうと思います。この状態で「社会参加しろ」と言われても、急に障害者になった人には不可能です。お風呂入れる、ご飯食べられるようになっただけで社会参加できるでしょうか。診療報酬や介護報酬の枠組みの中だけで仕事をしている人たちは、「リハビリテーションとは理学療法、作業療法、言語聴覚療法の3つ」とはっきり書かれたら、リハビリテーションはこれが全てだと皆思ってしまいます。リハビリテーションというものはそうではなくて、「人間らしい暮らしとは何か？」、「人間らしいあり方とは何か？」を常に根底において日常を問う領域なのに、若い人たちにはそこが欠落してしまっているように思います。

総合的なリハビリテーションサービスが必要だ

大田　今回の地域支援事業で介護保険が変わるのだから、慢性期のリハビリテーションは個人のアプローチ、集団のアプローチのセットで必ずやってほしい。皆1対1のアプローチはよくわかっているけれど、「1対多」すなわち集団アプローチの意味がよくわかっていません。

そこの勉強が全くなされていません。患者さん当人に「社会参加しよう」という気持ちや心構がまだ湧いていないのですから、皆閉じこもってしまいます。急に世の中によれよれと出ていっても、まわりは元気な人たちばかりですから、がっかりしてダメになってしまうのです。社会参加の心構えをつくる「仲間の会」に出ることが前段に必要だと私は信じています。

澤村　そういうような問題がありましたので、私どもは、医療だけでなく、社会、教育、職業や、まちづくりを含めた総合的なリハビリテーションを実践することが重要と考えました。障害者自立支援法から総合支援法に現在変わっていますが、その更生援護施設を社会リハビリテーションセンター（自立生活訓練センター）と呼んでいます。そこには脳卒中、頸髄損傷者、高次脳機能障害中心となり、これからの生活・仕事・自動車訓練・人生をどうするかに取り組んでいます。

でもまだ解決に至っていません。高齢者の場合において、病院で働いているセラピストが地域をフォローすることができていません。訪問看護ステーションの中に、訪問リハビリテーションを放り込んで連携をとりながら1回一緒にやって、その後で地域の訪問リハビリテーションにバトンタッチする方法でやっています。このような総合的なリハビリシステムというのを、縦割りの行政の中でどのようにやっていくかが課題だと思います。

介護保険はもっとニーズ・オリエンティッドであるべきだ

澤村　医療保険と介護保険をバラバラにしないで一緒にしてほしいですね。終の棲家のように終末期のQODを目指すには、両方使えないと上手くいかない。

大田　当然だと思います。介護保険は一部、税金を使っているわけですから、制度によるサービスだけでなく、ニーズに基づいてサービスできるものにしていく、全てに対応できるケアシステムにしようという動きがあると聞いていますが、それに乗っかれば少しは先に進むかもしれない。そういう意味では、PT、OTが働いている病院や施設での現場は「遅れている」と言うより「制度でがんじ搦めになっている」。特に病院や施設で内向きで孤立して働いている人に、教育が行き届きません。澤村先生の所は考え方がしっかりできています。形で示してもらっているのですから、そういう所で勉強してほしい。

●これまでの制度の展開をどう評価するか――基本的には矛盾の解決に向かっているか命が助かればいい医療と、生活に意味を求めるリハ

大田　現在のリハビリテーションの体制には「患者さんからの学び」が少ないように思います。医療が進めば進むほど、細かくて目に見えないものを可視化して診断できるように進んでいきます。人の生活など関係ないのです。だから、病院とリハビリテーションは関心のべ

クトルが背中合わせなのです。大きな大学病院になればなるほど、リハビリテーションにかかわる人は居心地が悪い。けれど、よく考えると両方とも人の幸せを思っています。行先は一緒なのだとそういう思いになった時には、自分で安心しました。最近は少しずつ、急性期のリハビリテーションなども認められてきています。リハビリテーションのニーズというのは医療の進歩と共に出てきますから。再生医療のリハビリテーションなんて今はわからないです。しかし、これから脊髄損傷の再生が始まったらどのくらい再生できるかでリハビリテーションの程度が変わると思います。どんな障害が出てくるかわからないくらい、近代医療はリハビリテーションのニーズをつくっているのですから、それに追いついていかなければなりません。その一方、医療には命だけ助ければいいというところがぬぐいきれないようにあると思います。

田中角栄から学ぶリーダーシップ。医師はオーダー（指示）ではなく「サポート」（支持）をせよ！

大田　もし介護と連携できるとすれば、リハビリテーションだろうと思います。それは医療モデルの中に生活モデルを持ち込んだからです。介護は生活モデルなので、その意味で医療と一番橋渡しをしやすい。しかし医療と介護が地域で連携するとすれば、お医者さんが考えを変えなければなりません。医者は「しじ」というけど、「しじ」には2種類あります。1つ目はオーダーする「指示」、2つ目はサポートの「支持」です。医師がサポートする側に立って、「何かあったら私に言ってきなさい、私が責任を持つから！」と支持の考え方で言えば、スタッフは皆自由に動きます。ところが縦に指示すると、それが強ければ強いほど横には連携できません。お医者さんはパターナリズムやステータスを全ては捨てられないけども、サポートという考え方を少し持ってほしい。機能訓練事業を始めたばかりの時に、目黒の医師会の先生に呼ばれたのです。そのお医者さんたちは、制度の中では「医師の指導の下に」と書いてあるから、それを「指示」と思い込んでいたのですね。だけど実は、「指示しろと言われても指示できない」……知らないから。でも「何か起こるかわからないから、そのときは『先生お願いします』と言っておいで」と言ってもらえれば、どれほど皆が動くか。それが理屈に合っていたと思ったのは、田中角栄氏が大臣になって始めて大蔵省に行った際の話を聞いた時です。田中氏は「俺は小学校しか出ていないけど、あんたたちは皆東大出だ。頭がいい。その頭で考えて自由にやれ、その責任は俺が全部取る」と言った。すると、官僚の人たちは活き活きと動いたそうです。それと同じことです。「何かあったら医療の責任は俺が取る！」と言ってやれば、これはもうよく動きますよ！

澤村　市町村の地域包括ケアを支える地域リハビリテーションシステムの地域拠点として、日本リハビリテーション病院・施設協会は「在宅支援リハビリテーションセンター」を置くことを企画し実践しています。病院・診療所・老健施設が拠点となり、介護保険・医療保険サービスを用い、かかりつけ医による在宅サポートチームと連携する理想的なプランです。特に都市部ではすぐれたプランですが、離島や僻地では実践することが困難ではないでしょうか。これには、大田先生が茨城県で実践されている「県指定訪問リハビリテーションセンター」と地域包括支援センターとの連携などによる拠点が必要ではないでしょうか。

大田　それがあると、若い人たちも「卒業してからも頑張ろう」と思えます。勉強があって試験があるぞ、そうじゃないと開業できないぞ、くらいのことをしてもいいのです。その基盤づくりで、お医者さんとケンカしないで仲良くしている現場をたくさんつくらないと。

澤村　医師とは、上下関係というよりも、信頼できるパートナーとして同じ目線で仕事をできれば、良い仕事ができるのでないでしょうか。

職業人としてのミッション、ビジョン、パッションが肝要

大田　若い人たちに言うのは、職業人としてのミッションがどのくらいあるのか、ビジョンを持ってきちんと動いているのか、パッションがあるのか、です。

障害がある人の場合は、本人が努力すべき問題と、努力しても解決しない問題があります。これは周りが変わらなくてはなりません。

「障害者は2つの苦しみに苦しむ」と南雲直二さんが言っています。1つは自分の中から出てくる苦しみ。これはわかりやすい。もう1つは他人が苦しめる苦しみです。政府が社会にある4つのバリアと書いていますが、これは本人の力ではどうしようもない。例えば制度によるバリアについては、本人が変えようとしてもどうしようもありません。周りが変わらなくてはいけない。それに加えて、民族、宗教、性、年齢そういうのがいっぱい出てきて、障害のある人は半端じゃないバリアに苦しめられています。どちらかが変わらなくてはなりません。障害がない人は障害のある人を苦しめる立場にもなりうるのだ、と認識する必要があります。自分が仕事として職場で実践していくのは大事ですが、もう1つは地域や社会を変えていくためにがんばってほしい。そうでないと片足だけで仕事をしていることになる、と若い人たちに話すのですが、どこまで伝わっているか……でもそういううるさいおじいちゃんがいなくてはいけない。そう思っています。（笑）

老人保健法廃止（2007年）、機能訓練事業も廃止——どう評価するか

澤村　先生の生き様を見ていて感激するのは、地域住民と地域ぐるみでやっていること。最初の地域リハビリテーション研究会を初められてから、先生の思いが一番あったのは、老人保健事業の機能訓練事業ではないかと思います。あれで、先生は沖縄はじめ、兵庫県に何度も来てくれました。あの事業が今のシルバーリハビリ体操指導士の養成につながっているのでしょうか？

大田　はい、住民の教育という意味ではつながりました。今やっているのは虚弱高齢者を元気な高齢者が支援するというやり方ですから、少し違います。もう少し身体機能障害のある、たとえば回復期病棟を退院した人たちに「機能訓練事業」として展開したい。介護保険の枠組みの中でも、できないことはないと私は思っています。その中で、個別訓練と集団訓練をきちんと組み入れる。これからやります。

澤村　その情熱がすごいな。

大田　数日前に厚労省から電話がかかってきました。内容は「機能訓練事業について教えてほしい」って。2000年に老健法の機能訓練事業が介護保険導入でなくなることがわかった時に、その2年前の1998年から全国市町村に2年ごとに3回ほど悉皆《しっかい》調査をして生データを全て持っています。それを分析すると、どういう人が参加しているのかわかってい

ます。要するに、回復期を退院してきた人と同じなのです。対象者は今介護保険の方に流れているだけです。そういう人たちに社会参加と皆さんおっしゃいますが、いきなり社会参加はできません。精神科の集団療法が診療報酬に含まれていて、とても良いことが書いてあります。自己洞察の深化、社会適応技術の習得、対人関係の学習、と社会参加の必須事項です。そういうことを経験できる場を経ないと簡単に社会参加はできません。それを組み立て直さないとなりません。

●介護予防としての啓発活動と介護予防

茨城県のリハ事情：医師も少ない、保健師、看護師も少ない、だから住民ががんばれ！

大田　私が茨城県に行った時は、守谷町（現在市）にリハビリテーション施設が1ヶ所あるだけでした。回復期リハビリテーションは人口比で見ると現在も全国で一番少ない。住民がどうなっているかというと、平均寿命は短いが健康寿命でいえば全国で男女ともにトップ10に入ります。生きている間で健康余命の期間の率を見ると、全国でトップレベルなのです。これは、「命は短いけれども生きている間は元気」ということです。どうしてそういうことが起きるのか？

「命が長い、元気でいる時間も長い」というのがベストです。そうするには、保健だとか予防、急性期の治療が大事です。「保健師も少ない。医師、看護師も少ない。だから住民ががんばれ！」ということになるのです。それでも倒れることがあるから、きちんとリハビリテーションできないといけないのです。基本は住民がどれだけ自分たちで自分を守れるかです。

シルバーリハビリ体操は「住民主体のシステム」

大田　そこで始めたのが、シルバーリハビリ体操指導士養成事業です。現在8、000人以上が講習に参加していて、実際に活動しているのは4~5、000人くらいおられます。教室は1、900ヶ所以上ありますが、町により温度差、つまり地政学的な課題があって、全県一様に広めるには工夫が要ります。こういう介護予防活動を住民自身が知ることを通して、皆で助け合おうという気持ちを持ってくれればいいと思っています。

市町村を越えて、お互い様で助け合おうという気持ちが芽生えているのがわかったのは、東北の震災の時に体操指導者が避難所にすぐに駆けつけてくれたことです。常総市の『平成27年9月関東・東北豪雨』の鬼怒川の洪水の時にはもっと組織だった洗練された動きができましたが、厚労省の方がみえて、「これなら茨城県はだいじょうぶ！」という話をして帰られたそうです。

病院・施設協会の地域リハビリテーションの定義はよくできていて、私はそれに基づいて自分の活動を整理しています。ことに活動指針で述べられている、組織化活動や教育啓発という言葉は、簡単な表現ですが精神が語られていて、それを深めて理解するようにしてきました。経験のない若い人たちには「介護予防」といった言葉を入れ、もう少し具体的な方法論を提案すれば、行動につながっていくのではないかと思います。あの中で教育啓発活動も言及されています。住民の教育とはどうするのかをあそこから議論を深めればいいと思います。

私はリハビリテーションを住民のものとするために、体操を「リハビリ体操」と名付けました。年寄りは皆新しいことを覚えられないと思っていますが、そんなことはありません。108の専門用語と92種類の体操を覚えてもらいます。これがないと体操が平準化できません。高齢者だからと言って適当に考えるのは最も避けるべきことです。

澤村　仲間づくりの一番いい場所ですね。

大田　そうですね、関心事を共有し、共通語を持つということですね。

澤村　後はそれぞれの趣味でグループに分かれればいいですからね。1回集まってやれれば地域の仲間のネットワークができます。

活動家を選んで育てて組織し、フォローして褒賞する

大田　誰に教わったのか忘れたのですが、地域の住民活動をするには「活動家を選んで育てて組織する」が基本だと考えて始めました。活動家を選ぶのは公募する、育てるはカリキュラムをしっかりすることと住民が住民を育てるシステムを考えました。組織するは市町村、ブロック、県単位に指導士会をつくることです。今は指導士会が自主的に活動を展開しています。指導士会は一気にはできませんが、数年でできあがりました。

始めてしばらくたって気がついたのですが、フォローする、褒める、が大事だと分かりました。つくりっぱなしですと素人ですから体操が劣化するように思われました。リハビリの治療運動を体操化したものですから、いい加減になっては困るのです。褒めるは、県の褒賞規定に合わせて何年も活動した人や会の会長を務めてくれた人などに感謝状を差し上げる。特に知事からの感謝状は喜ばれます。副賞は鉛筆2本です（笑）。

現在地域支援事業の一般高齢者の介護予防は全市町村が、また要支援者グループにも指導が対応できる町が出て参りました。これからは先にお話ししましたように、回復期病棟から退院してきたような重度者にどう対応するかで、PT、OT、ST3士会と相談をしています。ここで「1対多」対応ができればいいと考えています。

後は体操教室に来られない人への送迎と訪問活動です。県と相談しモデル事業を始めるこ

とになっています。

28年度の実績で、県全体で開催した教室数が延べ4万回以上、参加した高齢者が60万人を越え、14万回以上指導士が手弁当で活動をしています。

これからの地域包括ケアシステムの住民部分の活動はかなり進みましたから、包括ケアシステムとどう絡めていくか、が課題です。

「医療費削減」で国を動かす

澤村　参加した高齢者の活力年齢が9歳若くなり、医療費が削減されました。行政は医療費削減の効果を高く評価されたと思いますが、そのデータをどのように出されたのですか。
大田　活動を始めて全県のデータが動き出すまでに5年かかりました。その間5年間我慢してくれていた前知事が偉かったと思います。知事がじっと見ていてくれたことには感謝しています。身体の活力に効果があることは当然なのですが、介護保険料との相関を調べたら「相関あり」なのですね。
澤村　大田先生の持論である、住民の組織力、ネットワークを育てる実践ですね。
大田　岩手県では県として「いわてリハビリテーションセンター」理事長の大井清文先生が取り組んでくれています。石川誠先生の船橋市、山口昇先生の尾道市。山口先生は「御調町

（2005年、広島県御調郡から尾道市に編入）は日本で一番福祉・介護サービスがあると思う。だから、住民は皆サービスが上からくるものだと思っている。それに比べてこう言ってはなんだが茨城県はなんにもないから住民が動いてくれるのではないか」と言われました。（笑）ところが、御調町が尾道市に編入することになって、そうは言っていられなくなりました。最初は尾道市の市長もあまり良い顔をしていなかったようでした。尾道市では地域医療は医師会がまとめていたのですが、山口先生が説得して、今は市がシルバーリハビリに一生懸命取り組んでくれています。尾道市には離島も山坂もありますから、1ヶ所に集めるのではなく、できるだけ高齢者に近づくことが大事です。そして、そこの住民がやるというのが大事です。

●やってなんぼ！
かがやき神戸を支援

澤村　「やってなんぼ」関西人のよく使う言葉ですが、理論はいいけど「やってなんぼ」。目の前の障害のある人たちの笑顔をいかにして見るか、その実践活動が大切と思っています。私は、これまで、多くのすばらしい仲間とつきあってきましたが、「かがやき神戸」の活動を紹介しましょう。

かがやき神戸が最初からとりくんでいるのが、地域社会での精神障害者の自立生活です。環境さえ整えれば精神病院に入っている33万人の方の半分くらいが外に出られそうなのですね。自宅に帰ったら家族との問題、地域社会との関係があります。そこで、地域の空き家に目をつけて、個人のプライバシーを守れる環境にして、24時間ケアできるスタッフをつけてやっていく方向です。今16ヶ所かな。最初は精神障害者の方々は地域の人たちから排除されたり、「そんな障害のある人たちがいたら、夜も歩けん」とかいうような話をされたりがあったのですが、最近は夜警や見回りやごみ拾いをやって、年1回フェスティバルをやることになりました。芸術活動をやろうということになって、精神障害、知的障害の人を集めて、クラウン（道化師）の格好をして劇をやることになったのです。「土曜日の天使たち」という劇団を立ち上げて、劇団公演をします。そこの収益でグループホームをまたつくります。その人たちの仕事する場所をつくらないといけないですから、コープの野菜の集配所の仕事をしていますが、それがだいたい今現在6万円か7万円くらいあげられるようになりました。それと年金を合わせたら、まあまあ生活できるくらいですね。私は、この20年間かがやき神戸を支援する会の会長をつとめていますが、かがやき神戸の皆さんの努力には、まさに「やってなんぼ」頭が下がります。

大田　国や県がお金払ってもいいくらいですよ、病院にいることを考えたら安い（笑）。

澤村　すごく頑張ってくれています。最初7人くらいで始めたのですが、職員が150人になりました。

大田　そういう話をもっともっと聞きたいです。

澤村　私は、今後わが国は、地域共生社会の創生に向って、このかがやき神戸の実践活動のように、障害のある人々のより豊かな生き様を求めて。障害のある人々や高齢者の地域での文化的・芸術的な活動を支援する方向を追及して行くべきではないでしょうか。

私はリハビリテーションの研究・理念の追求は苦手です。それよりも、総合的なリハビリテーションサービスの社会的資源を用意して、障害のある人々や高齢者の生きがいを求めて、より多くの笑顔を見たい・つくりたいと思っています。大田先生は私よりはるかに多くの現場の経験をお持ちと思いますが。

リハは現場でなければわからないことばかり

大田　僕が角栄さんを診ている時にいろいろ有名な先生が来られました。自薦他薦で。売り込みという言葉は悪いですが、「役に立ちたい」とおっしゃって。何人かの先生が来て、私も横で拝見しているのですが全然実際には役に立たないのです。時に間違ったことを指示なさるしね。「まずいです」とは言えないので全部うかがっておきました。やはり理屈をおっしゃる先生と現場の人間は違います。

現場は、それこそ日常の現場から工夫してやっているのです。私は現場で一生懸命やりましたから、どんなお風呂でも患者さんをお風呂に入れるのは上手いです。「ケア付き阿波踊り・寝たきりにならら連」で、脳卒中の寝たきりの人をお風呂に入れてあげようとなった時、現場の介護をしている人が上手くできなかったので、1日講習会をやることになりました。私が老人ホームの風呂場で皆に教えました。

角栄さんは裸で全て委ねてきますからね。ものすごく集中してかかわりました。ですからその時に言いたいことも言うし、少なからず訓練もどきのこともできます。人の家で仕事をするときは、全て向こうのお家の意向に沿わないといけません。それから続かないことを言っても無駄です。訪問をしているとそういうことが身に叩き込まれます。良かれと思ってやっても悪いことがいっぱいあります。他所の夫婦げんかの間にはいることもあります。どっちの味方をするわけにもいきません。今もう1回同じことをやれと言われたら、勘弁してほしい（笑）。現場じゃないとわからないことがたくさんあります。

澤村　先生の地域リハビリテーションの原点ですね。本日はお忙しい中、貴重な時間をいただきありがとうございました。

3　患者さんと同じ目線の医者になりたくて

米満弘之（熊本機能病院会長・総院長）

米満弘之先生と私　著者によるご略歴紹介

1993年に日本リハビリテーション病院・施設協会会長職に就任いたしました時に、最も信頼できる事務局長（常務理事）として、全く迷いなく米満弘之先生（医療法人社団寿量会熊本機能病院会長）に就任をお願いいいたしました。

米満先生が28歳の時に、熊本大学整形外科の玉井達二教授が神戸医大にお越しになり、米満先生に義手の勉強をさせたいので、しばらく研修をお願いできないだろうかとのことでした。さすが玉井教授のご推薦どおり、米満先生は穏やかで懐が深い素晴らしいお方で、常に何か夢を追いかけておられる感じがしました。

一緒に兵庫県下の身体障害者の巡回相談に出かけ、将来の夢を語り合ったことがありました。熊本にお帰りになった後も先生の結婚式や熊本機能病院の開院式をはじめ、先生の人生の節目節目にお会いし、その都度先生の人間としての大きさと深さを知り、今日に及びます。

常に全人間的な医療を目指し、地域の中での医療経済の視点から「地域交流館」など毎年のように新しい施設をつくられ、信じられないほどのスケールの大きい熊本機能病院と数多くの施設を育てられました。私のような小市民的な考えと全く異なり、多くの人材を育てておられます。9年間にわたる私の会長職を支えていただいた後、同じ日本リハビリテーション病院・施設協会の組織であります地域リハビリテーション事業支援連絡協議会の会長職を務められました。私がなんとか会長職を務めることができましたのは米満先生のご支持とご指導のおかげです。

「米満君、リハビリテーションを知っているかね？」がきっかけ

―それで、先生が整形外科をお選びになったのは？

米満　早く一家を支えたい、それには整形外科が一番良いと思ったのです。当時、熊本大学医学部整形外科に玉井達二教授という有名な方がいました。その先生が好きで、授業中の姿を見て憧れ、それで整形外科教室に入局したわけです。

整形外科の教授である玉井先生は、リハビリテーションに非常に造詣の深い方です。その玉井先生が卒業試験のときに「君、リハビリテーションは知っているかね？」と言われたのです。しどろもどろになりながらなんと答えたのかあまり覚えていないのですけれどもね。それで、卒業したときにはリハビリテーションという言葉が頭に入っていたことも整形外科教室に入局した理由の1つです。

―そのころ、リハビリテーションを語られる先生は多くなかった？

米満　九州大学には天児民和先生がいらっしゃいました。玉井先生は天児先生の新潟大学時代のお弟子さんです。また、熊本にはハンセン病の施設がありました。

―菊池恵楓園ですね。

米満　あそこには、整形外科医になってからずっと行っていました。玉井先生は熱心にハンセン病の治療に打ち込まれていました。障害のある人々の生活や人生、そういうものに対するリハビリテーションが大切だという考えを持っておられ、それをしっかり学ばせていただきました。

―当時、ハンセン病はやはり整形外科の範疇だったのですか。

米満　手足が麻痺して生活が不自由になるというのが大きな障害でしてね。それを嫌がる教室もありましたが、熊本大学の整形外科では、率先してハンセン病に取り組んでいました。

ハンセン病から水俣病・サリドマイドなど公害病と取り組む

―そのころにはもう水俣病も問題になっていたのでしょうか。

米満　「リハビリテーションを勉強してこい」と言われ、水俣の湯之児リハビリテーションセンターに大学から出向して行きました。あのセンターは、玉井先生がつくられた病院です。

その後、水俣病のリハビリテーションでご活躍された浅山滉先生は同期です。玉井先生はストーク・マンデビル病院というイギリスの脊損センターに1年留学されておられ、障害を持った方のリハビリテーションのことを非常に深く考えておられました。

当時の厚生省に難病（水俣病）の研究班というものがありまして、私はその研究班員として入っていました。水俣病については少しの知識はあったのですが、実際に行って非常に驚いたわけです。1歳2歳くらいの赤ちゃんが蠢いているんですね、歩くことも立つこともできない。「この患者さんたちは脳性障害ですか？」と聞くと、「違う。胎児性の水俣病、生まれながらの水俣病だ」と言われてびっくりしました。あのときの印象は忘れません。そのときの子どもさんが今50歳を超えていますね。そこで胎児性水俣病があるということを知りました。

それと同時期に、サリドマイド薬害による奇形児、両手足がない子どもの電動義手をつくる研究を、国から熊本大学が委託されました。天児先生から、その研究を私も手伝えということでした。「誰がやるんですか」と聞いたら「いや、君がやるんだ」と。要するに他にいないのです。それで、電動義手の研究もやる、水俣病の方のリハビリテーションもやる、手足の切断手術もやると、それこそ全部を担当し、熊本大学と湯之児リハビリテーションセンターを行ったり来たりして、5年間取り組みました。

澤村先生からは技術だけでなく、生活の全てを学んだ

―サリドマイドや水俣病の胎児性障害のリハビリテーションに携ったことで、義肢や切断にかかわられた。それが澤村先生との接点になったということですね。

米満　澤村先生という、日本で誰もしていないことをやる若いドクターが神戸大学にいると言われました。そのころは、飯田卯之吉先生という義手・義足をやっておられる先生が中央鉄道病院におられましたが、アメリカ帰りの澤村先生は神戸大学で義手・義足をやっておられた。「あそこに勉強しに行ってこい」と玉井教授に言われ、半年間神戸大学に行ったんです。

澤村先生を初めて紹介されたのは、九州大学でリハビリテーション医学会があった時です。ばったりお会いしましてね。玉井先生が「この先生が澤村先生だ」と紹介してくれました。ニコニコ笑っていらっしゃいました。そのとき澤村先生は輝いていました。

それからは技術だけでなく澤村先生の生活、全てを見て学びました。

―全県のいろいろな更生指導所にもいらっしゃった。先生もご一緒に回られたのですか。

米満　巡回診療というものがあったんですね。澤村先生が「君も行くか」とおっしゃるので、「はい、行きます」と。神戸にいた時は、ほとんど付いて回っていたんです。

巡回診療での澤村先生の態度に驚く

米満　そのときです。澤村先生が障害を持った人と話をされるときに、はっとすることがありました。澤村先生はいつの間にやら障害のある人の目線になっているのです。向こうが車いすであれば、自分も車いすにかがみ込んで話す。上から目線は形の上でもなされない。同じ目線で話される。だから障害を持った方も同じ目線で話せるわけです。同じ目線で患者さんと話す。その姿勢に、凄いなあと思いました。簡単に同じ目線と言いますが、あんなふうにはなかなかなれないものですよ。

―澤村先生はお父様が義肢を使われていて、小学生時代から手当てを手伝われていた。その経験から自然と患者さんと同じ目線で見られるようになったのでしょうか。あるいは、その人の持っている元々の人柄でしょうか。

米満　両方だと思います。澤村義肢製作所の跡を継がれた弟さんがいらっしゃいますが、その方も素晴らしい人で、「ああ澤村家は皆さんがそうなのだ」と感じました。天性の優しさでしょう。お父様が足を切断されたという状態を、子どもながらにずっと見てこられた。そういう経験が合わさって、澤村先生がつくられたのでしょう。

澤村先生がくれたヒントから病院をつくった

米満　玉津に兵庫県立総合リハビリテーションセンターができましたよね。あのセンターをつくられる準備をずっとしておられたんです。神戸大学にいながら、あちこちに行かれるんですよ。そうするとそれについて行くわけです。暑いところを歩いてですね。よく覚えています。

堺の大阪府立身体障害者福祉センターに行った時のことです。もう暑くて暑くて道端に2人で座り込んで話したときのことです。「あのね、米満君。僕ね、今ここに10億円のお金を持っていたら、自分でやる」とおっしゃった。そのころ10億円なんて、聞いたことのない金額ですよ。よく覚えています。汗をタラタラ流しながら……。

それで自分が病院をつくるときは、自分で10億円どうにかできると思ったんですよ。そのときの先生の言葉も、この熊本機能病院全体をつくるときの大きなヒントになっているんです。

兵庫から帰ってからは熊本大学医局に在籍しながら、熊本赤十字病院のリハビリテーション部長と整形外科部長をやっていました。

切れた手足をつなぐ医者になりたい

―そうすると、救急もなさったのですか？

米満　救急では、切断の後に義手・義足をつくっていました。その中に、治療が上手くいけば、手も足も残っていたのではないかという患者さんを一度経験したんです。だから玉井教授に、「先生、私は切れた手足をつなぐ医者になりたい」と。「どんなに大きなけがをしても手足がちゃんと残って使えるような、そういうことをまずは整形外科はやるべきではないですか」と言ったんです。そうすると玉井先生は、「ああ、いいね」、「そうか、君それやるかね」と聞かれたので、「はい、やりたいです」と答えたんです。

そこで、そのころは犬やネズミの血管を縫いながらつなぎ合わせるといった実験をしていました。そのとき玉井先生が大きな顕微鏡を買ってくださって、やっているうちに、奈良県立医大の玉井進先生という方が世界で初めて切れた指をつないだんですよ。これが世界中にニュースで流れました。私が玉井先生に「奈良県立医大の先生の所へ行きたい」とお願いしたら、「行ってこい、行ってこい」と言われ、そこで血管をつなぐ勉強をしたわけです。帰ってきた後、一時は大学病院で、私の手術だけは許可をもらって、切れた手とか足とか指をつなぐ切断四肢再接着をやっていたんです。といっても大学病院は救急病院ではないので、やはりなかなか進みませんでした。

そうしている中、熊本赤十字病院から「外傷センターをつくるから、そこの整形外科部長として来てくれ」という話があり、行ったんです。同時に、リハビリテーション科の部長にもなりました。そして、当時としては異例の玄関の横という良い場所にリハビリテーションセンターを作ったんです。

そうして病院の中にリハビリテーションセンターをつくり、かたや切断再接着センターを作ったわけです。だから、救急もやる、リハビリテーションもやる、電動義手の研究もやる……もう何をやっているのかわからなくなってしまうほどでしたね。

「リハビリテーションは救急から」は澤村先生の思想

米満　そうして、玉井先生から「整形外科学会に義肢装具委員会ができたから、委員になるように」と言われ、委員になりました。委員になって、澤村先生に「先生、失った手足に義手・義足を付けているだけでは本当は足りないんじゃないですか」と、今考えると生意気なことを言いました。すると、澤村先生は「そうなんだ。リハビリテーションには救急医療がなきゃダメなんだ」と。だから私は外傷治療にスッと入っていったんでしょうね。

やはり流れがあるんです。リハビリテーション治療というものは単に1つの治療が終わった後にやるものではなく、全部の治療の中にあるのだと。そういう流れをきちんと作ろうというのがこの病院をつくるときの大きな所以でした。それはもう、澤村先生の思想です。

—澤村先生は臨床医としても素晴らしい先生ですね。

米満　本当の臨床医です。澤村先生は1日に注射を200本ほど打っていました。私は、100本までですよ。痛みと整形外科というのは物凄く関係がありましてね。手術することも大事、義肢・装具も大事。そして痛みを取るということも大変大事なわけです。そのためには注射が多くの効果があるということを澤村先生は知っていらっしゃるんです。そして、自分も澤村先生が言われたとおりの道を歩んできたなあと思っています。

リハビリテーションに内科と外科が入ってきてよかった

—先生は整形外科的なリハビリテーションのほかに、神経難病等も診られたことで内科的なリハビリテーションもなさったのでしょうか。

米満　最初、リハビリテーションは内科、外科の区別なく整形外科が中心でしたね。いわゆる中枢神経的なものも整形外科でした。手足の麻痺的なものも整形外科です。ですから、最初にリハビリテーションをやった先生方はほとんど整形外科出身です。澤村先生もそうですし、順天堂にいらっしゃった山内裕雄先生も整形外科です。整形外科というのは、外科だけではなく、整形内科もあるんです。全部通して診られる。つまり整形外科というのは機能外科という考え方なんです。

しかし、学術的には内科経由の方と外科経由の方の両方が入ってきて良かったと思います。両方が入っていることで、新しいリハビリテーション治療が生まれると思いますね。

地域は生活。内科も外科もない

—まさに地域リハビリテーションとなれば、内科、外科などと言っていられませんね。

米満　そうですよ。地域は生活ですからね。生活している人間がいるわけです。整形外科医も神経内科医も役に立っている。全身が機能ですから、きちんと診なければいけない。だから私は病院名を「熊本機能病院」としたのです。

1981年に県に申請を出したとき、「えっ熊本機能病院ですか」と県から言われました。

「市の名前とか、院長の名前とかあるじゃないか。なんでわからないような名前をつけるんだ」と怒られましたね。

しかし、私が頑として引かなかったものですから、当時は厚生省でしたが、もうしょうがないと諦めたようで「3ヶ月くらいで変えてください」と言われました。しかし最終的にはよいことになったんです。そして「熊本機能病院」としてスタートしたわけです。

―現在、この病院は大きくなっていらっしゃいますが、昔から総合病院ではなくてリハビリテーション病院だったのですか？

米満　リハビリテーションというのは単なる機能訓練じゃないんですよね。だから私は、病院をつくれるなら一緒に熊本体力研究所をつくりたいと県に言ったのです。そうしたら「それをつくるのだったら先に病院をつくって、少しお金がたまってから研究所をつくれば」と言われました。「いや、最初から研究所をつくる」と私は言って、病院の中に研究施設である熊本体力研究所を作ったんですよ。それから動物実験室もつくりました。そうするとまた県から怒られましてね。「病院の中に動物実験室とか、動物の小屋とか絶対ダメです」と言われました。「それなら別にしたらいいんですね」と、熊本体力研究所と動物実験室を建物の中で囲って、空調を別に作ったんです。建物の中にあるのですが、丸ごと囲って空調も全く別の流れなんです。

いままで一度も赤字を出したことはない

—研究所のある病院をおつくりになって、経営的には成り立っていたのでしょうか。

米満　いろいろ言われました。「そんなのつくっても駄目だよ」などと。しかし、もし潰れたら、それは潰した国が悪いので、そのときは「こういうものをつくりましたが潰れました」と言って日本中を回るつもりでした。また、そのとき職員の待遇はどうするのかという話になり、「国家公務員並みにする」と言ったのです。すると「国家公務員?」と笑われました。けれど、今まで赤字になったことは1回もないですね。

—リハビリテーションは不採算医療と言われた時代もありましたよね。

米満　私がリハビリテーションセンターをやって黒字だったので、澤村先生が「リハビリテーションセンターをつくって、セラピストが30人もいて、どうして黒字なんだ? うちの職員をやるから教えてくれ」とおっしゃって、3回も見に来られました。

澤村先生の所が一番悩んでいらしたのは、病床が空くことなんですね。例えば入院患者さんを金曜日に退院させて新患を月曜日に入院させせると、金曜日から月曜日まで病床が空きます。金曜日に退院させたら金曜日に入院させる。そうすると金曜日は重なるわけですから空床がなく2人分取れます。「先生、空床を作ったらダメですよ」と申し上げると、先生も「そうだよね」とおっしゃって、2人でいろいろ考えながらやることは面白かったですね。

私は持っている能力の120％で経営をやってきました。お金がないですから、持っている能力以上のことやらないといけません。そして補助金は一切もらいませんでした。もらうと縛られますからね。最初、病院を建てるときは、すぐには10億円を払えませんから、出世払いでスタートしたんですよ。

澤村先生は病院経営には持っていらっしゃる能力の半分も出されず、その分外に力を出されました。いろいろな人材も教育されました。われわれもその1人です。その人たちにリハビリテーション、地域リハビリテーションを広げていこうと、そのまた弟子をつくっていこうとなさいました。ですから澤村先生の弟子は、自称弟子も含めていっぱいいますよ。日本中だけなく世界中ですからね。

向こうのものをそのまま入れても、なかなか根付かないものですが、澤村先生は上手く日本的にされる。日本の生活の中に持って来たらどうなるんだろうと、ちゃんと考えて話される。だからみんなは共感する。医者だけじゃない。いろいろなメディカルスタッフが全員共感するのです。

また、澤村先生は私たちのことを「仲間」とおっしゃいます。私たちは澤村先生より何歩も下がっているつもりなんですが、いつの間にやらそうなってしまいました。

しかし、厳しいですよ。ニコっと笑いながらちゃんと人を見ておられます。そしてこれは個人的な話ですけど、実は澤村先生のお母様と私の妻の父親は同じ宗教なんですよ。日蓮宗の中でも同じ派で。妻の父は僧侶なんです。そして澤村先生のお母様はお寺を支える人。それでお母様が私の結婚式に来られました。私も、私の親の代も両方知り合いだったわけです。

地域リハビリテーションからソーシャル・インクルージョンへ

―澤村先生が地域を目指した理由の1つはお母様にあったとうかがっております。認知症になられて、最後はご自分としては悔いの残る介護をされたと聞きました。最後にお孫さんと見舞いに行ったときに、お孫さんの名前を聞いたら、認知症のはずのお母様が全部わかっていらっしゃった。拘束されてずっと体が衰弱されておられたお母様が、はっきりお嬢さんの名前をおっしゃったことで、自分の中でとても苦しい思いだったとおっしゃっていたんです。澤村先生の地域リハビリテーション論は死ぬまでですよね。最後のケアまでお考えになっています。それは、その影響があったそうなんです。

米満　終末期リハビリテーションと言いますか、茨城の大田仁史先生が早くから主張されておられますが、実は澤村先生が絡んでいるんです。澤村先生が私に「この人は最後にどういう1日を過ごすか」と聞かれるのです。「どういう1日であるべきか、そこまで考えられないとダメだ」とおっしゃるんです。だから澤村先生のリハビリテーションは単なる機能訓練じゃないんです。

—そう思います。全ての医療のパラダイムを変える運動ですよね。

米満　地域リハビリテーションからソーシャル・インクルージョンへ、です。ソーシャル・インクルージョン（社会的包摂）って、わかる人が少ないのですよ。私が言い出したんです。私は罪を犯した人の社会復帰を支援する熊本県就労支援事業者機構の会長をしているんです。過去に罪を犯した人は、社会に出てもなかなか溶け込めない。そこでは弱者なんですよね。社会的弱者には、貧困も入る、病気も入る、高齢も入る、障害も入る。しかし、そういったこと全部含めてその人の人生でしょ。ソーシャル・インクルージョンという考え方で捉えるべきだと思っています。

――澤村先生も医療以外のこともいろいろされているみたいです。そういう考えに基づいているんでしょうね。

米満　障害も身体障害だけじゃなくて、知的障害や精神障害があります。澤村先生はそこまで踏み込んでいらっしゃるから、「奥深いんだよねえ」とおっしゃる。それから被災。生活の根底から全部持っていってしまいます。地震、津波。そうすると結局、災害リハビリテーションへと自然につながっていきます。

日本リハビリテーション病院・施設協会の果たした役割

米満　日本リハビリテーション病院・施設協会というのは、最初は単なる病院協会だったのです。あるとき、澤村先生が「僕ね、そこの会長をやることになったんだよね。君、事務局長やってくれない?」と言われたんです。私は自分の病院を開設したばかりの時期で忙しく、「先生、僕は手が出せません」と断ったんです。そうすると、「ああ、わかった、じゃあ僕もやらない」と。殺し文句ですよね。「君が事務局長やらないのであれば、僕も会長やらない」

と。そうして私は事務局長になりました。会長の下でね。
その間に、澤村先生は「病院だけじゃなくて福祉施設も入れて、病院・施設協会にしましょう」と言って広げていったんです。そして、石川先生、浜村先生とつなげていったんですね。その中に、茨城の大田先生もおられた。私たちは石川先生よりちょっと年が上なんですが、仲間なんですよね。

—任意団体から出発し、そこまでの影響力を持つまでになった。よほど上の人たちが純粋な気持ちで真剣にやらないと、途中で飛んでしまったり、仲間割れしてしまったり、というのはよくあるのですが。そういう意味では、「日本の医療を変える」役割を果たしたと思うんです。

米満　ええ、そうですね。最初は病院協会だったのですが、その後は「研修会をするならみんなで一斉にやりましょう」と、「リハビリテーション研究大会にしよう」と、それが合同研究大会の始まりなんです。そこで「1回目は誰がやるか」ということになったのですが、誰も手を挙げないんですよ。怖くて。すると澤村先生が、「米満君、どう?」とおっしゃった。「どう?」と言うのは、「やれ」ということなんですよ。「わかりました」と言うしかなかった。

それで第1回全国リハビリテーション医療研究大会を開いたんです。もう命令ですから。

澤村先生が亡くなる前には亡くなりません

―素晴らしいグループですね。米満先生は市長選にも出ていらっしゃいましたよね。市を変えようという気持ちがあったのですか？

米満　そうです。地域を変えようという気持ちでした。整形外科医になってから、手足のない人たちの研究をやっていましたでしょ。その中にいると、非常に矛盾だらけで、行政を変えようと思ったのです。澤村先生も「行政はねえ」とよく言われておられました。ご自身も相当きつかったのだと思いますよ。そこで「行政を変えよう」という志になったわけです。それで熊本市長選に出たんです。

―この前、澤村先生何が一番残念だったかうかがったら、結局自分のお金がないことだったとおっしゃいました。

米満　ははは。当時おっしゃっていた、「10億円持っていたら自分でやる」と。あれは本音だと思いますよ。だから、先生の能力とスケール、そこにお金を加えたら、世界に勝てる者はいないと思いますね。そこを抑えられながら抑えられながらだったでしょう。しかし、そこでまた、行政と上手く付き合っていかれるわけでしょ。そのことは、他の人も見習っていますよ。

―お金ができたら、全部そういう仕事に使ってしまう。今度また義肢・装具の国際学会を3年後くらいになさるんでしょう。持ち出しもずいぶん多かったみたいです。

米満　ＩＳＰＯですね。前にもやられたんですよ。

―先生に、次のＩＳＰＯのときはおいくつになられるのか聞いたら、90歳近くになると。それでもやるとおっしゃっていました。

米満　その代わりに、自分の体をもう少し大事にしてもらわなきゃ困ります。よく食べられるんです。なので、先生の体を心配しています。そして心配していたら、私ががんになったんですよ。でも治ったんです。澤村先生が亡くなる前に、私は絶対に亡くならない。澤村先生に伝えておいてください。「先生が亡くなる前に私は絶対亡くなりません。死にませんよ」と。「しかし、先生は絶対亡くならないでしょ。固く信じていますから」と。

――少しずつなさっていることは違うのですが、基本的な考え方はかなり近い。そういうキャラクターの人が集まっている気がするんですよね。凄い会だな、と。出身大学もみんな別々ですよね。

米満　ええ、別々です。

熊本にある「見猿、言わ猿、聞か猿」という猿

――日本リハビリテーション病院・施設協会の皆さんはカラオケ好きなところが似ていらっしゃいますし、何より絶対人の悪口を言わないようです。皆、仲間だという意識が強いんでしょうね。

米満　悪口など言わないですね。見習うことばかりです。熊本に見猿、言わ猿、聞か猿という三匹猿の人形の工芸品があるのをご存じですか。それはそのまま澤村先生なんです。「言わざる」というのは、人の悪口を言わない。「聞かざる」というのは、つまらないことは聞かな

い。「見ざる」というのはきれいなものを見ておけば良いじゃないかと。あともう1つはね、人の痛みを見なさい。だから澤村先生は、障害者という言葉を使わない。障害のある人、障害を持っている人と言います。そういうところまで行き届いているんですね。あれは、天性ですね。

―そうかもしれないですね。私、頚椎損傷の方の会を存じ上げておりますが、澤村先生がバックアップしていらっしゃる。障害のある方からも信頼が厚いです。

米満　澤村先生は人の頼みごとを断られないでしょう。ご自分が利用されているとわかっていても知らないふりしている。そういう役を引き受けている。そして、そういう役をこっちにも回してくる。「今回こういう会の会長やったから、次の会長は君がやれ」とね。人が自分を利用しているとわかっていて、知らないふりして利用されている。凄いですね。

―凄いですね。また、出身大学も違うのにそういう関係というのは珍しいですよね。澤村先生が大学に残っていらしたら、どうなっていたでしょう。

米満　大学に残っておられたら教授とかでしょうし、それはそれでその道を極めておられたと思いますよ。しかし、周りが他人の人生のことをとやかく言うのもおこがましいですが、澤村先生の歩まれてきた道は良かったと思いますね。先生は飛び出したわけではないですけど、大学を越えたということになるのではないでしょうか。

—澤村先生には柏木大治という整形外科の教授がいらっしゃって、仲人をしていただいたり、卒業されてからもとても良い関係を維持なさっていて、大学とも良い関係で来られていますよね。大学を完全に飛び出した人とは違うと思いますし、むしろ後から歩んでくる人にとってみれば、モデルとなる道だと思います。もちろんこれだけの事業を誰でもできるかと言ったらそうはいかないと思うのですが。

病気でない人も入って来られる病院をつくる

—ところで、この病院はとても綺麗で、病院らしくなく、玄関近くに市民用の多目的ホールがあったり、ライブラリーがあったり、まるで開かれた地域のシビックホールのような感じがしました。先生のポリシーでしょうか。

米満　私が病院を建てたとき、私は勝手に「地域の人たちは病院のことを知ってくれている」と思っていました。ところがあるとき、地域の方に「先生、熊本機能病院は何をやっているのですか?」と聞かれたんです。愕然としましてね。「ああ、地域の方々が入ってくる場所がないのだ」、「病気にならなければ入ってこられないようになっているのだ」と思い、「病気じゃない人も入ってくる場所をつくらなきゃいけない」ということで、地域交流館をつくりました。ホールをつくって、図書館をつくって、いつでも来てくださいとメッセージを発したつもりです。だからいつでも出入りしてくださいますね。

――建物の外観もソフトですね。ホテルみたいで。それも病院の理念なんだと思うのですが。

米満　そう言っていただけると嬉しいです。ホスピタルというのは元々「ホット」というところからきているんです。温かいという意味です。ホテルと一緒ですからね。日本にも昔は、病院は暗くて臭くて汚いと言われた時代があったでしょう。それはもう、嫌でした。

澤村先生もそうでしょう。そのためにあれこれ頭の中で考え、ひねり出される。

――澤村先生の病院には、とにかくいろいろな施設があるというのが1つのコンセプトで、それは大事ですよね。機能していない部分があっても、受け皿があるだけで違います。ああいうセンターが必要だと思います。

米満　先に述べたとおり私の恩師の玉井達二教授はストーク・マンデビル病院に1年間留学していました。同時期にＩＳＰＯの第1回目はウィーンであったんです。その学会で、私は電動義手の演題を出しました。その帰りに見てきましたが、素晴らしい病院ですよね。兵庫県立総合リハビリテーションセンターのモデルかもしれません。

——話は変わりますが、中国との医療交流も米満先生がご尽力されていらっしゃるとうかがっております。

米満　「熊本県も中国と交流をするから医療の面で手伝ってほしい」と、県知事が言ってきました。そのときの県知事は元総理の細川護熙さんでした。それ以来中国に行って連携しており、30年続いています。

——ここに来られた方が向こうで立派に活躍されていらっしゃるのだとか。

米満　そうですね。これまで広西医科大学から30人、桂林市中医医院から30人で、合計60人来ましたからね。向こうに行くとその皆さんで同窓会をやってくれるんですよ。だから、全然中国に行ったような感じがしなくて。やはり随所でわれわれと同じような考え方でやってくれていますからね。

——澤村先生とはちょっと違ったグローバリズムですね。澤村先生からはあまり中国という言葉は聞かないですものね。ヨーロッパや他のアジアが多い。

米満　そうですね。アジアも南の方とかですかね。そしてヨーロッパとのつながりが深いですね。

医者は技術者である前に、人の心がわかる人間であれ

――最後になりますが、先生がお考えになっているこれからのリハビリテーション医療といいますか、地域リハビリテーションについてのご提言についてお聞かせください。

米満　今、私たちは下手をすれば医療技術者に落ち込んでしまうような気がしています。リハビリテーションの技術はある。理学療法士、作業療法士もいる。非常に手術の上手い医者もいる。しかし、私は技術者である前に、「医療人」であってほしい。医療人というのは、人の心がわかる、人の心を癒す、そして常に障害を持った人、患者さん、そういう立場にある人の目線で物事を見て、それによって動ける人。そういう人を私は医療人と呼んでいます。医師の免許を持っているだとか、理学療法士や作業療法士の免許を持っているだとかに関係なく、まず医療人であってほしい、と。

澤村先生に、「先生、地域リハビリテーションとソーシャル・インクルージョンはどう違うとお考えですか?」とうかがいましたら、「同じだよ」とおっしゃったんです。同じなんです。ただ、それを統括するところが違う。地域リハビリテーションは、健康や病気、障害が中心

ですよね。ソーシャル・インクルージョンは地域社会が中心なんです。そのちょっとしたズレがあるんですよ。地域社会が中心というと、その中で生活している人はみんな入ってくる。それがソーシャル・インクルージョン。それをもう少し専門にやっている人々が地域リハビリテーション。ほんの少しのズレしかない。今度リハビリテーションの定義に介護が入りましたよね。それは、当然のことだと思っています。（談）

4

澤村先生からリーダーの哲学を教わる

浜村明徳（共和会小倉リハビリテーション病院名誉院長）

浜村明徳先生と私　著者によるご略歴紹介

先生は、壱岐・対馬をはじめ多くの離島を抱える長崎県を拠点に、巡回診療・訪問診療・訪問リハビリテーションを通じて地域住民の生活に入り込み、自立に向けた活動、まちおこし、地域おこしを実践されてきました。

その輝かしい功績から北九州市の小倉リハビリテーション病院に院長として迎えられ、新病院の建設や、厚生労働省での高齢者のリハビリテーション研究会への委員参加を含め数々の業績を残してこられました。

一方で、私が毎年行ってきた海外福祉先進国の医療・福祉・地域リハビリテーションの現場訪問に関心を持たれ、私の相棒として21年間にわたり企画に参加されました。毎年9月にはヨーロッパ先進国の医療福祉の現場をめぐり、我が国の医療や福祉に欠けているものは何か、国際的な視野を広げる中で、常に議論を重ねたことは懐かしい思い出となっています。

私の仲間の中で、地域リハビリテーションに最も熱い思いを持たれています。地域リハビリテーションの定義の改正を含め、日本リハビリテーション病院・施設協会の発展に向けて一緒に仕事をしてきた私の心の友です。その思いから、私の後継者として、日本リハビリテーション病院・施設協会の会長の任に就いていただくことをお願いしました。現在も名誉会長として地域リハビリテーションの定義と実践にかかわっておられます。

学生時代、竹内、大田先生の薫陶を受ける

──まずは先生が地域リハビリテーションを志したあたりのお話からおうかがいしたいと思います。

浜村 医学部2年生のときから大田仁史先生と竹内孝仁先生にリハビリテーションについての手ほどきを受けました。従兄の奈良勲先生（元日本理学療法士協会会長）がアメリカから帰国して高円寺の伊藤病院に勤務していたんです。そこに東京医科歯科大学の竹内先生が週1回来ておられ、大学の上司が大田先生でした。

竹内先生にお話をうかがって、リハビリテーションをやってみたいと思いました。先生から「大田先生に会いなさい」と言われ、お話をうかがいました。大田先生はすでに伊豆逓信病院（現NTT伊豆病院）に赴任されていましたが、そのころから伊豆七島のリハビリテーション指導を保健師さんたちと一緒にされていたと思います。「伊豆逓信病院に来てみない

か」と言われましたので、医学部4、5年の時に病院の見学に行きました。とてもインパクトが強く、この病院見学によってリハビリテーションを、そして大田先生のように地域リハビリテーションをやると決心しました。

医学部を卒業するころ、竹内先生に医科歯科大に入りたいとお願いしたのですが、「長崎で頑張れ」と言われました。大変ショックでしたが、それで長崎大学の整形外科に入局したんです。当時は整形外科からリハビリテーションというコースしかありませんでした。ですから地域絡みのリハビリテーションという考え方が学生のころにインプットされていたわけです。

入局して1年目に、先輩で発達障害のリハビリテーションで著名な穐山富太郎先生から「脳卒中患者の会から支援を頼まれているのでやってくれないか」と言われ、代わりに出かけたのが事の始まりです。整形外科の仕事はほったらかしにして、在宅生活をされている脳卒中後遺症の人が集まるセンターに行っていました。

振り返って「なぜ地域リハビリテーションを志したか」ですが、ここまで述べたように竹内先生や大田先生との出会いがあって、長崎での地域リハビリテーションへのかかわりがきっかけです。もう1つの理由は私の育ちに関係あるかもしれません。鹿児島の桜島という田舎で父親が開業医をしていて、往診をしていました。学生の頃は同じような仕事はしないつもりだったのですが、どこかで影響しているのかもしれません。また、学生運動の真只中におりましたので、何かこのままでは終われないと思っていたことも関係あるかもしれません。

医者になってから佐世保にある長崎労災病院に2年近くいました。市民センターでの利用者への支援活動が始まり、毎週土曜日の午後、佐世保から通っていました。また、日曜日は自立生活運動の支援をしていました。閉じこもっている障害のある人たちと外に出ようと、リフト付きのバスを寄付していただき、それでお茶を飲みに行ったり、ドライブに出かける手伝いをしたり、若い障害のある人たちの事務所をつくるための募金活動もしたりしました。

最初の市民センターにおける通所指導の活動は、すでに大田先生に教えていただいたことをそのまま実施しました。物まねから始めたわけです。たぶん5年間くらい続けましたが、一度も休んだことはありませんでした。それが障害のある人が地域で生活する大変さを実感した最初の経験だったと思います。

機能訓練事業のフィールドワークで離島を訪問

そうこうしているうちに県庁の方から1983年の老人保健法の施行で離島をなんとかしようという話があり、県から補助金をいただいて離島に行きました。国立療養所長崎病院に異動してすぐだと思います。そのときの機能訓練事業ですが、五島列島に渡り、公民館などで、まずリハビリテーション相談を受け、個別指導をして、来られない人には訪問指導をしました。当時、五島の福江島には高齢者施設が4つくらいあったと思うのですが、施設訪問し、ケアの仕方も助言していました。モバイルのリハビリテーションみたいなものです。また、住民のワークショップをしてみたり、チームカンファレンスをやったりネットワークづくりも手伝っていました。研修会もたびたび実施していました。最初は竹内先生にもご指導いただき、多くの仲間と共に小倉リハビリテーション病院に赴任する直前まで16年間続けました。

私の地域リハビリテーションへの思いや考え方は、このころ経験したことが基盤になっています。

―その機能訓練事業の経験がいろいろな地域リハビリテーションのプランニングでも生かされたのでしょうか。

浜村　これらの活動を紹介するうちに、こういう分野に目を向ける人が出てきました。離島での活動はかなりインパクトがあったようで、今でも時々「先生、五島列島に行っていましたね」と言われることがあります。当時の病院中心のリハビリテーションの中では地域での活動を実践していた人はかなり少なかった。現在では地域包括ケアが進む中で「ネットワーク」、「住民中心」という言葉は出てきますが、地域リハビリテーションの考え方や活動の形は機能訓練事業の活動を通してイメージできるようになってきました。

私にとってラッキーだったことは、学生時代から竹内先生のシャープな理論とものの見方や整理の仕方の薫陶を受け、その次に論客の石川誠先生に出会ったということです。またとない機会を得られました。一方、大田先生には実践の仕方を教えていただきました。一番大事な「患者さん中心」の組織づくりも上手でしたし、徹底していました。それを学生時代から学べたというのは大きかったです。本当にラッキーでした。そういうことをセットしてくれたのは従兄の奈良勲先生です。澤村先生との出会いも、彼が有馬温泉病院に移って、「兵庫県立総合リハビリテーションセンターに澤村先生がいるから、一度会っていただいたほうが良い」ということで紹介されました。

「地域リハビリテーション研究会」の誕生、第1回の地域リハビリテーション研究会を長崎で開く

——このあたりから地域活動をなさっておられる方の合流が始まったように思うのですが、そのはしりが「地域リハビリテーション研究会」と考えてよいでしょうか。

浜村　地域リハビリテーション研究会の第1回は1979年です。長崎で開催しましたが、大田、竹内、奈良の各先生が、活動を始めたものの右往左往している私の支援のために来てくださった。最初から大きな目的があったわけではなく個人的な理由から始まったのです。1日だけ会を開いてそれで終わりではもったいないとなって、雲仙に泊まり込んでお酒飲みながら議論したというのが最初でした。それが3回くらい続きましたかね。長谷川幹先生（桜新町リハビリテーションクリニック）も参加していました。

―地域リハビリテーション研究会そのものはずっと続いていますよね。

浜村　ずっと続いています。どこで実施された会からだったかは覚えておりませんが、澤村先生も早い段階から来て下さるようになっていました。澤村先生は偉い人でしたから、当時は恐れ多くて少し挨拶して立ち話するくらいの関係でした。

―山本和儀さんも参加されていたみたいですね。

浜村　米田睦男さん（当時、宮崎リハビリテーション学院）が宮崎で初めて地域リハビリテーション研究会を開いたとき、山本和儀さん（大東市市役所）が鮮烈に登場しました。そこから研究会がガッと勢いづきました。

第23回リハ医学会で「離島・辺地のリハビリテーション」を取り上げる

—そこから、その流れが長崎で行われた第23回日本リハビリテーション医学会につながっていくのですね。

浜村　前後するかもしれませんが、1986年に母校長崎大学整形外科の鈴木良平教授が日本リハビリテーション医学会会長をされることになって、医局で「何をテーマにするか浜村も考えろ」ということで、皆で話し合って地域リハビリテーションを取り上げたと思います。「離島・辺地のリハビリテーション」というタイトルにして穐山富太郎先生と医科歯科大の竹内先生が座長でした。穐山先生は「1981年の国際障害者年宣言、1982年の老人保健法制定が背景となり地域保健としての地域リハビリテーションが活発になりつつある」と発言されていて、竹内先生は「発病から医療機関を経て地域での生活に至るまでの一貫したシステムの整備が必要」と述べておられました。その当時から先見性のある素晴らしい提案をされており、凄い人だなと思いました。私も「老人のリハビリテーションを中心に」のタイトルで、離島・辺地のリハビリテーション、機能訓練システム研究事業のことを発表しました。この中で「離島におけるリハビリテーション体制づくり、連携と組織化」などについて述べました。大田先生は「伊豆七島の地域リハビリテーション」を語っておられました。伊藤利之先生（横浜市総合リハビリテーションセンター）はこの時のもう1つの「リハビリテーションチームのありかたをめぐって」というパネルに登壇されていて、「地域リハビリテーションにおけるチームの役割、チームリーダー」などについて発表されています。私たちの田舎の地域リハビリテーションと社会資源が豊富な伊藤先生の横浜市の地域リハビリテーションでは抱える課題が少し違っていたのかもしれません。

地域医療と地域リハビリテーションの間の溝

―少し前に戻るのですが、先生が諏訪市で開催された「地域医療研究会」にシンポジストとして出てこられました。あそこでは地域リハビリテーションが地域医療の中から少し浮いていた雰囲気があった。

浜村　１９８２年だと思います。当時の地域医療の課題は、「救急」、「在宅医療」、「疾病の予防」だったのではないでしょうか。その時は、京都の堀川病院と沢内村、私と諏訪中央病院だったと思うのですが、会全体としては地域リハビリテーションに関心はないというか否定的な雰囲気でした。受け容れていただけない感じで、夜の懇親会では「赤ひげならぬ青ひげもいる」と酷評されました。

今では当時のような考えの人は誰もいないと思います。

――山口昇先生（公立みつぎ総合病院名誉院長）は当時からこのことを考えておられたようですね。リハビリテーションではなく外科がご専門にもかかわらずです。

浜村　山口先生がなぜ当時からリハビリテーションが必要だという考えを持たれたかですけど、やはり地域に出ておられたからではないでしょうか。当時、公立みつぎ総合病院に行くと、「僕ちょっと行ってくるから」と公民館などで健康教育などをされていました。そういうことを通して高齢化の時代で起こってくることが予測できたのでしょうが、その前に「手術した人が寝たきりになっている」という強い反省があったとお聞きしますし、「医療に何が求められているのか」を考えられたのだと思います。

そこで、今、私の法人では「プロボノ活動」を通して、若い職員に「地域で障害を持って暮らしていくとはどういうことなのか」を感じる体験をしてもらっています。それを通して、回復期や生活期リハビリテーションを今後どうしていくか、もう一度考えてほしいと思っています。遠回りですが、体験することは教え込むより以上に大切だと思います。大田先生も澤村先生も山口先生もみんな地域ベースですから、おそらく地域を体験され、これから何をすれば良いかを考えられた3人だと思います。そして、その3人の性格などが相まって誰もしていないことを平気でやってしまったのだと思います。

この地域活動の体験は、これからの地域包括ケアの時代、2025年に向けて、後輩たちに是非とも体験してほしい活動だと考えています。結構反応している後輩はいます。要するに、現在私たちが行っているリハビリテーションは在宅復帰至上主義に陥り、60％、70％帰すということに集中し過ぎているように見受けられます。だから、家でどんな生活を送るのかというイメージが乏しくなってしまう。そのイメージはやはり地域に出向かなければダメです。そこから今度は翻って今入院している人たちに何をするのか、少し遠回りでも地域を見て感じる活動をしないとダメだと思っています。

私1人では何もできない

—学生時代からの人たちとの関係が今でも続いているようですね。

浜村　大学のローテーションや地域活動などで一緒に仕事した仲間がざっと10人くらいいますし、その他に藤田雅章先生（小倉リハビリテーション病院顧問）や松坂誠應先生（長崎リハビリテーション病院）がいて、長崎のグループはそこから発展しているところがあります。そして、県がかなり支援してくれていたので保健師さんや県庁のグループ、養成校の非常勤講師をしていたのでそこの卒業生のPT・OTです。

—それは大きいですよね。それが地域リハビリテーション発展の原動力になっていると思います。

浜村　そうだと思います。よくわからないけれど、私のスタイルは「みんなといつも語り合いながら」というものです。仲間づくりもそうです。私1人ではなにもできないからです。

―それが今大きな力になっていますよね。栗原先生もそうですか?

浜村　私が国立療養所長崎病院でリハビリテーションをしていた時に、栗原正紀先生（現日本リハビリテーション病院・施設協会会長）は十善会病院で救急医療をやっていました。そこで、彼の患者さんを長崎病院に送ってくれていた。それが事の始まりです。彼は優秀な脳外科医でそのまま脳外科医としてやっていても然るべき立場になっていたと思います。しかし、私たちとの交流が行われるようになって、坂や階段が多い長崎の街での生活では斜面の問題を避けることができず、それを考えるための「斜面研究会」を始めていました。そのころ、「これからはリハビリテーションの時代だ。そろそろ卒業したら」とか身勝手な話をしていたと思います。私が小倉に来る時、初めてその話をしたのが彼だったのです。今日まで親しく付き合ってくれています。

―皆さん途切れることなく小倉リハビリテーション病院に来られたようですね。

浜村　小倉リハビリテーション病院に赴任する時どうなるかわからなかったので、彼らの人生を背負いきる自信がなかった。「取りあえず私1人で行こう」というのが本当のところです。

面白いことを始められたら来てもらおうと思っていました。それから正式にオファーを出して来てもらいました。その時に4人来てくれました。その後、藤田先生も小倉の仲間になってくれました。

運命的なヨーロッパツアーでの澤村先生との出会い

―小倉に来られるまでの経緯はわかりました。ここから澤村先生のことに入りたいと思います。

浜村　それなりに仕事が進んできていた時が本格的な出会いだと言っていいと思います。澤村先生主催のヨーロッパのリハビリテーション・ケア視察ツアーに私も行っているんです。研修医の時にお目にかかっていますが、1988年に旅行するまでは、偉い方でしたので面と向かって話をできる関係ではありませんでした。

最初ツアーに参加した時、澤村先生一流の褒め方で、「君が来てくれるとは思わなかった」と成田空港で握手して下さいました。舞い上がったことを良く覚えています。これは野村歓先生（元日大工学部教授）とお2人で企画されたツアーでした。私は3回目の時に初めて参加しています。このツアーが私と澤村先生の関係を深めてくれました。どんなことあったかというと、毎日朝食の時から横に座り、世間話から仕事の話までしたのです。もちろん視察中も2週間みっちり横に座っていました。最初はきつかったけれど、これが私にとっては勉強になりました。

振り返ってみると企画も澤村先生がされ、ヨーロッパでの説明なども澤村先生がされるわけですから、結局澤村先生の目を通してヨーロッパを見たし、地域リハビリテーションやケアを見て考えたわけです。だいたい20年近く続いたように記憶しているのですが、途中で澤村先生が物凄く忙しくなって私がリーダーをさせていただいたこともありました。一緒に旅したのは15回くらいではないかと思います。

ここでいろいろなことを教わりました。やはり人間旅をすると開放的になる。澤村先生もそうだし、私もそうです。日本で聞くよりおおらかな気持ちで受け止められます。よく澤村先生がおっしゃるのは自然体です。「先生は全然緊張なさいませんね」と言うと、「僕はやっぱり自然体が基本だからね」、「僕はあがるという気持ちがわからないんだよなぁ」とおっしゃいます。それも真似ようと思うのですが、なかなかできるものではありません。それから一番の特徴は、どんな人にも同じように聞いて答えられることです。たとえば私に対しても、若い人に対しても同じように接しておられます。人柄と言いますか、優しさと言いますか、なんとも真似できない。それは澤村先生の人格そのもの、特徴の1つだと思います。懐が深いです。できてはおりませんが、そういう人としての基本的な姿勢も学びました。

先生は留学もされ、海外を渡り歩いておられますから身振り手振りを上手にお使いになります。私はそっくりそのまま真似ています。私が調子よく喋っている時は身振り手振りが出ています。

リーダーの哲学を教わる

浜村　もう1つ、地域リハビリテーションとかケアの考え方もさることながら、教わったのはやはりリーダーとしての哲学です。これは鍛えられました。突然私のそばに座って、コソッと「気のきいたこと喋って」とおっしゃるのです。気のきいたことを外国で言えるはずがないじゃないですか。私は外国コンプレックスです。そうすると、どうしても外国に対して「おたくは素晴らしいですね」となってしまう。ところが、澤村先生は本当に素晴らしいと思ったら褒めるけれど、「なんじゃ」と感じられているときは上手な言い回しをされる。けっして安易な同調はしない。先生はいっぱい見て、いろんな人と付き合っておられるから、それができる。「なるほどねぇ」って何度思ったことか。「そこまで言うのか」ということもまれにありました。そのくらい言うときにはきちっとおっしゃる。そのことも習いました。褒めるのと自分の意見を言うのと私にはその按配がわかりません。こんなふうに言えばいいということは習いましたが、今でも上手くは言えません。

それから、仕切りの仕方です。何度も指導を受けました。言葉で指導をされたのではなく、態度で示されるのです。通常、私が先にまとめみたいなことをしていましたが、納得されているときはそれで終わりになります。しかし、不十分だったり間違っていたりするとやり直しのスピーチをなさいます。私は「こんなふうにまとめなきゃダメなんだ」と、ホテルの部屋に帰ってから落ち込んでいました。「ダメだなぁ」と何度も思い、勉強しました。身振り手振りは真似てできても、仕切りはなかなか真似できるものではありません。澤村先生のようにできるよう意識しているのですが、今でも上手にできません。

もう1つは、多い時は50人ぐらい一緒ですので、必ず3日目ぐらいにはコンディションを崩す人が出てきます。すると澤村先生は私よりも先にそれを見つけられるのです。朝食のとり方をさりげなく見ておられて、「あの人、名前何て言ったっけ？　ちょっと体調がおかしいみたいだよ」とおっしゃる。要するにちゃんとフォローしなさいということです。周りに聞くと、やっぱりおかしい。「眠れていないみたいです」とかいろいろあるのです。3日くらい経つと「日本に帰りたい」とパニック状態になったり、体調を崩したりとかします。それに対応するのも私の仕事でした。海外に10日間の日程だと、途中で疲れてくるものです。旅行しながら、ツアー仲間の食事の状態やふと漏らす一言などから状態を見極めていました。

このツアーで人生が変わった人はいっぱいいますし、そういった意味で影響はかなり大きいです。藤田先生、松坂先生もそうです。とにかく「1回、俺に騙されてみて」と連れて行ったのが、1991年です。それから整形外科医としても地域リハビリテーションを本格的にやるようになりました。

このツアーは大田先生にも声をかけました。それまでは澤村先生と大田先生はお互い尊敬しているけれども、気楽にお話しされる関係ではなかったように記憶しています。今みたいな感じはこの時からだと思っています。調べたら、山本和儀先生もこの時です。だから、藤田先生、松坂先生、大田先生、山本先生が一緒に参加したということになります。

澤村先生との関係はこのツアーで成熟しました。行くたびに魅了されたと言ってもいいでしょう。生活スタイルなども真似した感じがします。アイドルのファンみたいなものです。各所の地ビールを楽しみました。皆カラオケが大好きで、海外でもよく行きました。ストックホルムのカラオケに行ったら、日本語の曲は「同期の桜」しか入っていませんでした。肩を組んで歌ったのを覚えています。周りのお客さんから変な目で見られてしまいましたが……。ミュージカルにも行きました。「良く学び、よく遊べ」でした。

●リハビリテーション病院・施設協会の活動を決定づけた「地域リハビリテーションの定義」と「助さん格さん」の誕生

──リハビリテーション病院・施設協会についてですが、浜村先生と石川先生を「助さん格さん」にして、このあたりから変わっていきましたね。

浜村　石川先生と最初に会った東京ステーションホテルでの会議で、私が「国はおかしい」と机を叩いて怒ったそうです。びっくりしたそうです。

見逃せないのが地域リハビリテーションの定義の作成ではないでしょうか。1991年です。もう26年経ちます。この「地域リハビリテーションの定義」の中身が、当時としては凄いと思います。この時は澤村先生が委員長でした。これを「日本リハビリテーション病院・施設協会の活動の柱に置く」となった。それで私は「本当ですか?」と、要するにまだ早すぎるのではないですかという意味で言いました。そしたら、「他に何がある?」と澤村先生から返ってきました。その当時は病院のリハビリテーション問題が中心でしたから、「地域のリハビリテーション活動」まで広がっていなかった。その時に、これを病院協会の活動の柱にするっていうのはやっぱり凄い人です。山口先生も凄いけれども、澤村先生の仕事ぶり、このエピソード、日本リハビリテーション病院・施設協会のこれからのありようを「地域リハビリテーション」で行くという宣言をされたのがやっぱり凄い。

―ガラッと協会の性格が変わるんですよね。

浜村　これからは「こんな流れだ」ということです。石川先生のリハビリテーション学会での発表は1992年。神戸の澤村先生の学会でした。地域リハビリテーションとしての石川先生はこの時からのように思います。石川先生の演題タイトルは、「継続医療室活動（訪問活動）の現状と課題」でした。ここで、見事に在宅医療の3本柱を「24時間体制の往診、緊急一時的入院、訪問看護」の3つにまとめていました。これが地域リハビリテーションにおける「病院リハビリテーションから在宅リハビリテーションへの広がり」を実証した最初の報告でしょう。

発表の後、壇上から降りてきた石川先生を、私と藤田先生と松坂先生が握手攻めにして抱きついたと石川先生は言います。素晴らしかったって賞賛したのでしょうが、そういうことらしい。このころから助さん格さん状態が始まった、そんな感じがします。

「手の外科」のスペシャリスト米満先生の事務局就任に驚く

―ただ1つ驚いたのが、米満先生が意外に澤村先生に近かったことです。

浜村　1993年に澤村先生が会長になられた時の事務局は熊本機能病院です。米満弘之先生は澤村先生と一緒に兵庫県の巡回診療をされたとても親しい仲だったそうです。

私の長崎時代の活動に最も近い地域リハビリテーション活動をされていたのが熊本です。そもそも、長崎大学整形外科と熊本大学整形外科は仲が良く、研修医のころ、研究会などは行ったり来たりする関係でした。熊本の機能訓練事業の最初のリーダーは託麻台病院の堀尾愼彌先生だったと思います。米満先生は熊本リハビリテーション学院の理事もされていて、その関係で初めてお世話になりました。そこから日本リハビリテーション病院・施設協会の仕事をご一緒にするようになって米満先生との関係は深くなっていきました。日本リハビリテーション病院・施設協会の調整は事務局長として米満先生がなさいました。

米満先生とお付き合いする前は、手の外科のスペシャリスト、九州でマイクロサージェリーの米満先生として有名で、そのように理解していました。それが突然のように、リハビリテーションをされるようになってビックリしました。事務局長をされたこともあって、1997年の第1回全国リハビリテーション医療研究大会は米満先生が大会会長で開催されています。日本リハビリテーション病院・施設協会は2003年に会長を澤村先生から私がバトンタッチするまで事務局長をされました。

—この辺から日本リハビリテーション病院・施設協会とか行政との関係などで重要なお仕

事されているのはわかっていたのですが、どなたかお1人と言うよりはトロイカ（トロイカ体制）みたいにリーダーの先生方ご一緒にやっているような感じでした。

浜村　介護保険が始まって、回復期リハビリテーション病棟ができ、病棟連絡協議会ができた。回復期リハビリテーションの組織がだんだん大きくなってきて、石川先生と協会のあり方を相談しました。誰かがしなければいけないわけで、私が協会長を引き受けました。澤村先生は忙しかったのだと思います。とにかく、私とは全然比べ物にならないくらい忙しい人でした。

大田流と澤村流の芯は同じ患者さん中心

――この辺でリーダーシップはどちらかというと澤村先生、大田先生から離れて先生方の手に移ったのでしょうか。理論的な枠組みについても。

浜村　組織運営は引き継ぎましたので変化したかもしれません。しかし、地域リハビリテーションに関する理論的な枠組みは澤村先生、大田先生の考え方から変わってはいませんし、これからも変わらないと思います。昨年、15年ぶりに改定しましたが、やはり最後はお2人からご指導いただきました。まとめの作業に携わっていて、経験は積んでもお2人の地域リハビリテーションへの思いには到底かなわないと感じた次第です。

―大田先生の「地域リハビリテーション原論」（医歯薬出版）に良くまとめられていますよね。あれはコンパクトだけどよく読まれています。

浜村　今回の定義の改訂もそうだけど、お2人のコメントに誰も異論はないし、異存はない。恐れ多いからではなくて、理論や考え方がしっかりしているからです。それ以上のことを言える人はいません。栗原会長も、協会の運営やあり方については、節目節目で澤村先生の意見を聞いています。大田先生は、「もういいよ、君たちの好きなように」とおっしゃいます。特に、地域リハビリテーションに関して2人のご意見はやっぱり尊重しています。それは変わらないですね。

―持ち味もお2人違いますよね。

浜村　大田先生も澤村先生も「患者さん中心」とか「当事者中心」という考え方は一緒、中核、ど真ん中ですが、澤村先生は行政とか関係団体を上手に巻き込んでいくという活動をされる。だから、地域リハビリテーションをシステムで推進するという手法を提案されます。大田先生は、ネットワークを否定するのではなく「一番の中心はここだ」というところが極めて強い。最も大事なところを放置してはならないというのが大田流という感じですかね。だから、お2人は、芯のところは一緒ですよ。お2人ともそこの部分はすごく強い。

持ち味の違いはあるけれども、お2人の核の部分は共通している。いつもお互いに尊敬されているように感じています。そういった意味では、山口先生も基本的に一緒かもしれないですね。3人とも芯のところは「患者さん中心」、「当事者中心」だし、「住民中心」っていうところは徹底している。そんな気がします。だから、眼差しが共通していると言ってもいいのでしょう。

リハビリテーションとケアの違い——興味尽きない両雄の対話

—澤村先生が山口昇先生とのご対談を希望されて、自分がインタビュアーになることを志願されました。

浜村　そのことは、澤村先生からメールをいただいて知ったのですが、「印刷されるのが非常に楽しみです」とお返ししました。私は、澤村先生と山口先生の対談が企画されるとは思っていませんでした。お互い尊敬し合っている仲だと思いますが、ジャンルが違うので、お2人が対談されることを発想しなかった。でもお2人が対談されたら面白いだろうなと思いますので、とても楽しみです。

こうと思ったらすぐ動かれるのも澤村流です。そういうところは性格でしょうか。「インクルーシブ社会を創るということでは、地域包括ケアも地域リハビリテーションも共通していた」と聞きました。目標は一緒だということを確認されたみたいですね。「地域包括ケアにおける地域リハビリテーション」のようなスタンスで澤村先生が質問されたのでしょうか。その部分は皆の関心の高いところですから、どう整理されたか待ち遠しいです。二度と企画されない対談だと思います。

—そこに向かうというのが、澤村先生のお考えのある意味での帰結かなと思ったのですが。

浜村　澤村先生にリハビリテーションとケアの違いをツアー中に質問する人がいましたが、先生は「リハビリテーションのほうが広いのではないか」とおっしゃっていました。医療から生活上の様々な問題までケアという言葉は使われるし、そういった意味では範囲が広いですかね。一方、リハビリテーションは基本的に障害を基点にして発生する前から発生した後、そして最後までということなので、そういう見方をすればケアの方が幅広い。ただ、理念的なところはリハビリテーションの方が深いと思う。

障害のある人がどう生きるかということを考えてきたのが地域リハビリテーションだと思います。だから、澤村先生の「リハビリテーションの方が広い」という言い方になったと私は考えています。結局向かっていく先が人の暮らしや人生を支えるってことで、住民と一緒にインクルーシブな社会を目指すべきという整理ができたのかもしれないと思います。

山口先生も別の立場で生きることを支えようとされたのだろうと思います。二度とない対談だと思うから非常に楽しみです。

―行政との交渉ではお2人共相当苦労されている。

浜村　もうそれはわれわれの比じゃないですね。われわれよりもっと前だから、周りを説得して理解してもらうのも大変。厚生省でしょ、県知事でしょ、それから町役場でしょ、そして住民。そりゃ大変だったと思います。そういった意味でも共通するものがあったんじゃないでしょうか。いい記録になると思います。

―先生の日本リハビリテーション病院・施設協会における現在のお役割は？

浜村　名誉会長です。澤村先生と一緒です。会長時代の最後には東日本大震災がありました。今はJRAT（大規模災害リハビリテーション支援関連団体協議会）という組織ができていますが、当時はリハビリテーション関連団体が協力できる体制ではありませんでした。日本リハビリテーション病院・施設協会だけでは何もできないので、10団体が集まるという作業に1ヶ月がかかりました。栗原会長がご苦労されてJRATになりました。熊本地震の時は素早く活動されています。会長としての仕事の最後はこれが大変でした。

―これは日本リハビリテーション病院・施設協会が中心だったのですか？

浜村　様々な組織も可能な活動をされましたが、石川先生の初台リハビリテーション病院の中に10団体の事務所を設置させていただき、10団体が連携しながら実施しました。

澤村先生は永遠の師

浜村　澤村先生に何を感じ学んだかを話してきましたが、あえてもう一度言うと、怒られたことはないのですが、ニコッとして教えていただいたことはいっぱいあります。はっきり怒られたというのは一度だけです。中身は忘れましたが、これは謝らなくてはいかんと石川先生と2人で待ち合わせのホテルに行きました。

そうしたらものの5分もたたないうちに、「食事に行こう」とか言って肝心の謝る話は何もしなかった。懐が深いというか、生き方にせよ考え方にせよ大陸的です。先が見える人でもあるけれど、勉強家ですね。よく勉強されています。それに好奇心が旺盛ですね。何か興味があるとすぐに見に行く。体験しないと気がすまない方です。それからいつも謙虚で、決して威張らない方です。私の永遠の師です。

これからの地域リハビリテーションの行方

―最後に、「全国の地域リハビリテーション活動の行方がこれからどうなっていくのか」というところをお聞きしたいと思います。

浜村　あまり大きな期待はしていないですが、だからと言って悲観もしていないですね。団塊の世代というのは、わがままで個性が強いですよね。そうじゃなきゃ生きて来られなかった。それが特徴の1つでもあります。したがって、今みたいにパターン化されたサービスに対してはかなり拒否感が強いと思います。だから、選択の自由だとか自己決定だとか、そんな時代に入ってくるので、サービスのしかたはややこしくなってくるかもしれません。しかし、それに対応できるようなサービスが提供できれば、わりと受け入れやすい状況ができてくると思っています。

もう1つは、グループをつくり、力を合わせて、チャレンジする精神は意外と団塊の世代は強いと思います。そうすると、例えばボランティアの活動としてそれが出てくる可能性がある。それから自立的な活動、好きなことを続ける人も多くなるかもしれない。いずれにしても、もっと盛んになるのではないでしょうか。自分の生き方は自分で決めていかなくてはいけないことを全体として初めて表現できる世代でもあると思っています。そういうものが、四半世紀の間に整備された地域ケアの様々なサービス、それから進化した医療サービスと一体化すると、そんなに悲観的な状況が全体として生まれてくるとは思わない。団塊の世代は最後までそれなりの生き方をしていくのではないかなと思います。もちろん、数の問題もあります。また、大変な生活を送られる方もおられますから、そういう方への対応は必要ですけれど。危惧されるような大変な状態というのは、個人的には想像していないですね。決して悲観はしていません。

したがって、これからのサービスに関しては「質の問題」になると考えています。やはり、その人らしい暮らし、これをつくり直す支援をもう一度考える時に来ていると思います。また、人や地域とのつながりの調整が必要なケースもあるでしょう。在宅復帰するとき、今まで親しい人が近くにいて週に何度も会っていたのであれば、ケアマネジャーは家族だけではなく、そのような人間関係も含めて対応したらどうでしょうか。今はサービスの組み合わせが中心です。人が生きる上で必要なものを幅広く捉え、その人らしさを取り戻すというマネジメントが行われるとかなり違う生活が設定できるかもしれない。加えて、介護予防や認知症カフェなどの活動を通した社会参加の場づくりや住民同士の見守りと支え合い活動を育成していくことも大事です。報酬に直接関係のない活動ですが、地域づくりにかかわることは価値あることだと思っており、このようなことを活動するにはプロボノという手法もあります。

当然のことですが、地域総体として、これらのことを理解し進めることが大事です。やはり進めるためには推進機関、牽引する組織が必要です。それがないと自然に発展していくとは考えにくい。最終的には住民の力と専門的なサービスが一体となって推し進められていく構造を考えています。

今まで医療は障害のある方、患者さんを診てきたわけですけど、例えばリハビリテーションは障害を抱えるかもしれない人まで介護予防の活動などで対象にするようになりました。もし、紹介したような地域リハビリテーションを実践していくと、一般の人にもかかわりが広がってきます。

疾病の予防だけではなくて、障害の予防、障害があっても疾患があっても人生最後までその人らしくいたいというのは地域の皆の願いです。医療機関がそういう視点を持てばもっと変わってくる可能性があると思います。（談）

5 澤村先生との出会いが僕の転換点

石川　誠（医療法人社団輝生会理事長）

石川誠先生と私　著者によるご略歴紹介

先生に初めてお会いしたのは、高知市の近森リハビリテーション病院でした。兵庫県の総合リハビリテーションセンターに勤められ、その後故郷の近森リハビリテーション病院に勤められていた森本栄さん（輝生会事務局長、現日本理学療法士協会副会長）が、兵庫県立総合リハビリテーションセンターにお越しになった時に、近森リハビリテーション病院院長でありながら週末は自転車で往診を続けておられながら、病院の経営にも長けた石川誠先生の情報を得ました。

私には、新しい事業や研究などをされている人物があるとお聞きすると、海内外を問わずすぐ飛んでいく生来の悪い習慣があります。翌週、すぐに高知に飛び石川誠先生にお会いしました。そこで感じたのは先生のすばらしいお人柄と先見性でした。特に私に最も欠けている経営力の高さに限りない深い能力を感じました。

そのころ私は、リハビリテーション医療は当時の診療報酬では赤字覚悟でやらないといけないと思っていました。石川先生から、全人的な医療をベースに私が思い及ばない診療報酬上の問題を明確に説明され、質の高いリハビリテーション病院のあるべき姿について大きな示唆を得ました。

当時、すでに多くの厚生官僚の皆様が、石川先生を頼りにしていたことは当然であったと思います。私は、「石川誠という人材を、今後の日本のリハビリテーション医療の発展のために活かさないといけない」と直感しました。そこで、次の日本リハビリテーション病院・施設協会の理事会に、診療報酬担当の副会長として推薦しました。

その後の石川誠先生のご活躍はご存じのとおりです。リハビリ医療現場、介護保険の隅々までをご存じの上で、常に患者さんの立場に立ってどうすればより質の高いリハビリテーション医療サービスを供給できるかを考え、診療報酬、介護報酬の改正に取り組まれました。同時にそれまで厚生省内を飛び歩いていました「廊下とんび」の役を石川先生に押し付けました。私の予想どおり、石川先生がその役を見事に果たされ日本リハビリテーション病院・施設協会会員にとって大きな心の支えになったと思います。その中で特筆したいのは2000年の回復期リハビリテーション病棟の開始であり、国際的に見ても、そして何よりも障害当事者にとって大きな福音となりました。

その後の先生のご活躍はすさまじく、輝生会の理事長として初台リハビリテーション病院、船橋市立リハビリテーション病院、総合住宅ケアセンター元浅草などを運営されています。現在も日本リハビリテーション医学会に新風を吹き込んでおられるものと信じています。現在もなお自転車で往診されているとお聞きします。原点を忘れない行動に頭の下がる思いがいたします。

若月先生から受けた「地域医療」という洗礼

—先生は群馬大学を卒業されて、ストレートに脳神経外科に入局されたと伺っております。群馬大学の脳神経外科といえば川渕教授を筆頭に臨床、研究面でともに先端の教室ですが、そのような医局からどのような契機でリハビリテーションあるいは地域リハビリテーションを目指されたのかまず教えていただけますか。

石川　僕は群馬大学を1973年に卒業して、そのまま脳神経外科の医局に入局しました。そして2年間の研修医期間を経て、1975年最初に赴任したのが地域医療の聖地といわれる長野県の厚生連佐久総合病院の脳神経外科でした。院長の若月俊一先生は農村医療を拓かれた地域医療のリーダーとしてひろく日本中の衆目を集めておられました。

しかし僕は大学医局にいましたし、今から43年前の話ですから、地域医療なんて言われても、具体的にイメージが湧かないわけです。ところが佐久総合病院に行ったら、若月先生から「石川君ね、医療って言うのはすべて地域医療だ。今の医療は地域を大事にしない医療をやっているから、あえて地域医療と言わなくちゃならないだけで、そもそも医療っていうのはイコール地域医療だ。そこに住んでいる人達の生活と関係しているのだ」ということを教わったわけです。

僕は佐久病院の医療を見ていて本当にそうだなと思いました。その考え方は医師になりたての初期の段階で自然に刷りこまれたと思います。加えて、当時の脳神経外科の病棟には手術後命はとりとめたものの、寝たきり状態の患者さんの入院は稀ではありませんでした。若月先生は「この患者さんは君たちが作ったのだから、君たちには患者さんが生活できるように面倒を見る義務がある」と仰いました。この2つのことが医師としてのスタートの時点で僕の進むべき方向を決定づけたように思います。

その後専門をリハビリテーション科に移して、澤村先生に出会うことになりましたが、澤村先生が「リハビリテーションというのは、地域リハビリテーションのことだ」っておっしゃるんです。この話どっかで聞いたなと思いました。まったく同じ発想なのです。「大学病院の中でリハビリテーションだなんて言ったって、それはリハビリテーションのごく一部に過ぎなくて、地域を抜きにしたリハビリテーションなんてあり得ない」と。大きな感動でした。僕もそうじゃないかなってうすうす考えていた時に、澤村先生にズバッと言われたものですから、もう一気にそっちに進んでいったわけです。

澤村先生の家来になった年が、僕の転換点

―もうその辺りからずうっと地域リハビリテーションに傾斜されていかれた。確か1992年の神戸のリハビリテーション医学会でのご発表の際の演題が「継続医療室の現状と課題」

とうかがっておりますが、「継続医療室」という言葉は地域リハビリテーションという認識だったのでしょうか。

石川　そうです。1986年に近森病院にリハビリテーション科の科長として赴任し、3年後の1989年から隣接してできた近森リハビリテーション病院の院長をしていましたが、リハビリテーション病院に「継続医療室」を作りました。

―その学会発表が先生の本格的な先生の全国デビュー、学会デビューのご発表だったんですか。先生のご発表に浜村先生はすごく感動したらしいですね。交流が始まったのはあの年なのですね。

石川　1989年8月に日本リハビリテーション病院・施設協会ができて、12月1日近森リハビリテーション病院がオープンしていました。それまで僕には澤村先生は遠い人、神様みたいな人で、話すチャンスもありませんでした。それが平成4年の診療報酬改定で総合リハ承認施設というのができたんです。これは、基準看護を行っていないと承認がとれませんでした。

当時は温泉でやっている昔ながらの老舗のリハビリテーション病院、鹿毛湯温泉病院、中伊豆リハセンターとか山梨県に温泉病院がたくさんありましたが、全部付添看護なので総合承認施設の施設基準がとれないわけです。兵庫県立総合リハビリテーションセンターは公立ですので基準看護でしたが、民間で基準看護だったのはおそらく熊本機能病院と近森リハビリテーション病院だけだったと思います。平成4年以前は赤字をたくさん作ってしまうものですから「近森を潰す気なのか」とバッシングを受けていましたが、リハ総合承認施設ができて一気に黒字転換しました。

その頃に森本栄というPT、現在PT協会の副会長ですが、彼が兵庫県立総合リハビリテーションセンターから近森リハビリテーション病院ができる前の、本家の近森病院のほうに就職してきたんです。兵庫県立総合リハビリテーションセンターで澤村先生に可愛がられていたようですが、彼がずいぶんオーバーに近森リハビリテーション病院のことを澤村先生に話したらしいんです。それで、澤村先生が「近森を見に行くぞ」ってことになったわけです。もうわれわれは過緊張状態で、本当に大変でした。そしたら、澤村先生がわれわれのことを高く評価してくれたんです。嬉しかったですね。あれからずっと澤村先生の家来です。

要するに、浜村先生との出会いも含めて、平成4年に澤村先生が見学にみえたこと、1992年だから、神戸の学会の年ですね。あの年が僕にとっても転換点だったように思います。

虎ノ門病院分院で目の当たりにした看護力のすごさ

―虎ノ門病院から近森病院へ赴任されたあと、虎ノ門病院の看護師さんをお呼びになったとうかがっておりますが、リハビリテーションにおける看護の重要性を強く主張されたのが先生の大きなお仕事みたいな気がします。

石川　虎の門病院に行ったのは1978年です。群馬大学で助教授をされていた相羽正先生が脳神経外科部長をされておられ、リハビリ担当の医師としてスカウトされたのです。それから8年間くらい虎の門病院にいました、虎の門病院といっても川崎にある分院の方です。虎の門病院というと当時若い研修医の憧れの病院で、研修病院の御三家の1つと称されていました。若手の医者が研修に行くとなったらまず虎の門病院の本院です。

ところが僕は分院に行きたいと言ったのです。そんな医者はほかにいないのです。〝島流し〟ではないけれど、誰も行きたがらない。そこへ僕が分院に行きたい、それもリハビリテーションを志向していたものですから、もう奇人変人扱いでした。脳外科医なのにリハビリテーション、しかも分院に行きたい、どう考えてもおかしいわけですよ。異端者として見られました。

行ってつくづくよかったと思うのは、分院の看護のすごさを目の当たりにしたことです。もう本当にひれ伏しました。この看護が日本中に広がれば寝たきりの人はいなくなるだろうっていうくらいです。もうどんどん患者さんを動かすわけですよ。傑作だったのは、PTが「来週からこの患者さんの歩行訓練を始めます」って言うのですが、病棟では看護師が先週のうちに始めているのです。もうどんどん動かしていました。当時の他の病院における看護はちょっと重症だと基準看護でも付添をつけちゃうような看護でしたから、付添さんが誰もいなくて看護師さんだけでどんどん動かしているのは僕にとっては感動でした。

それで近森病院に行ったら、全館付添看護でした。だから僕の仕事はその付添看護を基準看護に切り替える、付添をなくすことが最初の仕事でした。ところがそういう看護をやったことがない人ばっかりですから、できないのです。しょうがなくて、虎の門病院にいた看護師の仲間に頭を下げて1週間でもいい、1ヶ月でもいいから来てくれと頼みました。それが1年2年3年と延びていきました。

反発の中での病院改革

—そうやって先生は近森病院を改革していったのですか。

石川　その時、反発もすごかったのですけども、賛同する看護師もいたわけです。その賛同してくれた看護師が第2世代の近森リハビリテーション病院の看護部の幹部になったわけです。看護部長とか病棟師長は近森病院の生え抜きの人になりました。それで虎の門勢は皆撤退しました。

—チームアプローチを重視されて、それまでそれぞれの職種が分かれて担当していたものを先生が行かれて、全部変えてしまった。それに対する反発がすごくあったように聞いていますが。

石川　どこの病棟に行ってもチームという感じがしないのです。病棟とPT、OT、ST室は隔絶していました。組織も違うし、話し合う時間もほんのわずかだし、PTとOTは仲が悪いし、STは高みの見物していていて仲間に入らない。

スタッフ達はPT、OT、ST同志で「先生」なんて呼びあっている、そんな雰囲気でした。近森病院では、全員「さん」付けで呼ぶようにしようと思いました。それからPT、OT、ST室のスタッフルームに入っていくと、みな自分の机の前に座っていて暗いのですよ。それで個人用にはロッカーだけ用意して、席は大きなテーブルを置いて、場所を決めないで、好きな所に座るようにしました。お互いを「さん」付けで呼ぶようにして、病棟配属にして、PT、OT、STのスタッフルームを全部なくして、全員同じ部屋に雑居するようにしました。

近森病院で、どうしてあんなに思い切ったことができたのかというと、たぶん僕が関東の人間でしがらみがなかったからです。先輩がいないから、「石川ちょっと来い」なんていう人は誰もいないんです。怒る人がいない。それは大きかったと思います。随分いろいろ好き勝手なことができた。ただあまりそういうことを雑誌に投稿したりすると、怒られるから書きませんでした。内部で閉鎖的な文化を築いてやっていました。

リハ病院・施設協会で澤村先生から理事に登用される

石川　そこを近森にお見えになった澤村先生に見抜かれてしまい、「お前もうちょっと表に出ろ」と。そうこうしていましたら、すぐ澤村先生が会長になられたリハビリテーション病院・施設協会の委員にされて、委員になったら診療報酬や経営のことを担当させられました。リハビリテーション科は当時どこでも赤字でしたから、それで一生懸命診療報酬などの勉強もしたわけです。そしたら次に社会保険の委員会に入れられて、その時の委員長が八幡メディカルセンターの勝木保夫生でしたが高齢のために辞意を表明されていました。その時委員会の中で僕は一番若かったのですが、委員長にさせられたんです。加えて、ある日突然協会の総会に行ったら、新しい理事名簿っていうのがバッと貼り出されたんです。そこに僕の名前が入っていたんですよ。一切相談なしです。澤村先生にうかがったら「俺なにも話してなかったっけ」なんて具合でした。

ついに理事にさせられたのです。理事も20人くらいいるんですが一番若手ですので末席についたわけです。ところが理事会の度にだんだん席が中央に寄って行くのです。最後には澤村会長の隣になっていて、その上副会長やれなんて言うのです。ちょっとやりすぎですよ、浜村先生も同じだったと思います。

戦略家としてのてほどき

―振り返ってみてもやっぱり、先生方のご活躍は大変なものだったと思います。日本リハビリテーション病院・施設協会は日本のリハビリテーションの現場に次々と新しい変革をもたらしました。

石川　澤村先生の手のひらの上で踊ったのです。厚労省の診療報酬の担当部署は保健局医療課ですが、「そういう人達と仲良くしていかないと仕事にならないぞ、何階に医療課があるのか知っているか」と聞かれました。「部屋に入ったらどこのデスクに誰が座っているかちゃんとわかっていなくては仕事にならないよ」って言われたんです。しかたがないから厚労省に行っては、デスクの名前が書いてある表が廊下に貼ってあるので、それを写して、誰が課長補佐で、誰が主査なんて覚えました、それから厚労省に要望書とかを持って行くときに、必ず夜、僕と同じ年くらいの若手がいつ仕事を終わるのかを聞いて、それまでどこかで待っていました。夜の8時とか9時、10時になってしまいますが、それから飲むんですよ。当時金もないので新橋の安酒屋、ガード下の焼き鳥屋とかです。それがね、だんだん相手も偉くなる、飲み仲間の厚労省の官僚が筆頭課長補佐とか、課長にもなる。そうするとまさか変な店に行けない。こっちも小金が少しできるようになって、だんだん飲みに行く場所がちょっとずついいところに変わるんですが、そうやってずいぶんと親しく、ざっくばらんに話せるようになった。一番偉くなった医系技官は今医務技監になられました。

――その時はざっくばらんにどういうお話をなさったのですか？

石川　何といっても天下国家のこと、国の健康・保健・医療の政策の話しが大部分でした。当時は介護保険というか、日本は「高齢者保健福祉10ヶ年戦略」「寝たきりゼロ作戦」の時代です。僕は介護保険のイメージが全然わかりませんから、介護保険には医療も入っているのか入っていないのかとか、ドイツも介護保険を作るなんて話があったので、ドイツとどう違うのかという話などですね。そういうことを話していたら、ある時「国の研究費が余ったので、5～6人でアメリカとドイツの研修ツアーを企画したけれど、1つ空席ができたので、石川さん行く？」という話をいつの間にか頂くまでになっていました。タダで行けるわけだから便乗させてもらいました。でも、付き合いの中で陳情、要望の類は一切しませんでした。

しかし僕はヨーロッパに行っても、アメリカに行ってもハッキリ言ってあんまり感動はしませんでした。澤村先生はスウェーデン、デンマークツアーを頻回に組んでいたんですけど、僕は行っても、あんまり感動しないのです。

感動する前に「どうやってこの財源があるのだろう」と、お金のことばっかり頭に残るのです。リハビリテーションに関して、それだけ海外は経済的バックグラウンドがしっかりしているんです。日本とはまるで違う。この差はどうしようもない。澤村先生に経済的バックグラウンドをどうするかということを「お前考えろ」と言われている気がしたのです。

バックグラウンドがしっかりしてなくても近森病院では体力にものをいわせて汗をかき走り回ってやっている感じでしたが、その迫力に比べると、ヨーロッパは上品なわけです。ウチのほうがやっているというプライドからか、ウチのやっていることが経済的に裏付けられれば、ヨーロッパに間違いなく勝てると思ったんです。だから、デンマークに行った時も、たしか100万円くらい自費で行ったのですが、僕は帰ってくる時に、飛行機の中で今度はかれらに100万円を払わせて日本に見学ツアーに来させたいと思った。リハビリテーションをしっかりやるには、システムがいるでしょう、それにはウチみたいな病院がいいじゃないですかって役人に言ったんです。そしたら、本当に厚労省がそう思ってくれたのです。それで、回復期リハビリテーション病棟という制度ができた。そのきっかけを作ってくれたのも澤村先生なのです。

回復期リハビリテーション病棟誕生のいきさつ

―石川先生も熱かったですね。

石川　熱いと言うより、生意気なのです。やっぱり経済的な問題が大事なので、近森リハビリテーション病院でやっていることを、とにかく厚労省の官僚に見てもらうのが一番だと考えて、さきほどお話しした厚労省の飲み友達に、「高知の酒を飲みに来い」と言って、実は近森リハビリテーション病院を見学してもらいました。

すごく気に入ってくれて、どんどんエスカレートして行きました。介護保険制度ができる時に、「医療保険で急性期の病院から直ぐ介護保険の領域に移れば、要介護4や5と要介護度が高くて財源は破綻します。だからその前に集中的リハビリテーション医療が必要」と話しました。しかしリハビリテーション専門病院は数少ないのですよね。

澤村先生と「回復期リハは病院ではなくて病棟じゃぁいかんでしょうかね」と相談しました。それで、途中で「リハビリテーション病院」から「リハビリテーション病棟」に作戦を変えたのです。それを診療報酬にのせるためにはどうするか。病院だと、医療法でリハビリテーション病院の規定を作らなきゃいけなかったのです。でも、病棟だったら、診療報酬の特定入院料で作れるという所に気がついて、それで非常にうまくいきました。これも澤村先生のおかげです。

——澤村先生は石川先生ほど診療報酬のことに詳しくて、計算の早い方はいらっしゃらないとおっしゃっていました。

石川　お金が入ってこないと潰れてしまう、もう背に腹は代えられなくて強くなっただけです。でも、澤村先生が全部そういう方向性を示してくれて、その通りに猪突猛進で走ってきただけですよ。

露呈した「回復期リハ病棟」の矛盾

―リハビリテーション病棟連絡協議会というのは画期的でした。病院ではなくて病棟という表現の仕方だったら、やりやすいので、どんどん集まってきたのですね。

石川　ただ、最近心配なこともあります。回復期リハビリテーション病棟が全国で8万床くらいあるわけですよ。回復期リハビリテーション病棟のいい所はね、リハビリテーションをやる病棟だということです。リハビリテーションをやらない人はそこに入ってこない。医者も看護もPTもOTもSTも、皆リハビリテーションをやるという所で一枚岩になる。これもいいことですが、それだけに満足しちゃっている病棟が次々と全国に出てきたわけです。入院は対応するが退院後は知らないといった病院です。

―どうすればいいのでしょうか？　秘策がおありですか？

石川　地域包括ケア病棟のように、在宅ケアもおこなわないと入院基本料を抑制するといった制度が必要と思います。今日本の病院のベッド数は１７０万床ぐらいあります。１９７０年に１００万床しかなかったわけですからね。１９９０年がピークですけども、１９７０年に１００万床だったものが１７０万床まで増えちゃったわけでしょ。世界で一番対人口比ベッド数のある国になった。病棟は金食い虫だから、国は減らしたいわけです。在宅にシフトさせて、施設もたくさん作れば病棟は要らなくなる。

だけど会社の経営者だったら、減らせって言われて「はいウチたたみます」なんて言いませんよね。今生き残り合戦をしているわけですよ。だけど、この壁をなんとかしないと日本自体がダメになってしまいます。患者さん達は短期間に治せて、ハッピーな展開をする医療を求めているわけですから、ベッド数を少なくして、スタッフを手厚くすればいい。手厚くすればスタッフの働く場は残るので困らないのです。しかし、病院の経営者からすれば、自分の病院がなくなるかもしれない。つまり医療スタッフと経営者との戦いなんですよ、官立、公立、私立を問わず。国立病院も、県立病院も、市立病院も皆ベッドを死守したい。でも、スタッフは、ベッドは半分でも、誰も首を切られなければ、２倍のスタッフで手厚くできるので、そのほうがやりがいがあります。だから、これは経営陣対厚労省との戦いでもあるんですよね。

まず隗より始めよ

―厚労省は、ベッド数を減らせばスタッフを倍にして手厚くしても診療報酬はつけるという考え方なのでしょうか？

石川　そこまでハッキリ言いませんよ。そんなこと言ったら袋叩きですよ。言えないけど、実はそうだと思うんです。国公立病院がこんなベッド数を持って、組合が強くて、働かない。それじゃあどうにもならないわけですよ。

―そうですね。国公立病院が見本にならないといけませんよね。

石川　僕は２００２年に初台リハビリテーション病院を開設した後、２００８年から船橋市の医師会と市民からの要請があって船橋市立リハビリテーション病院という公設民営の病院の指定管理者を引き受けています。船橋市の市立医療センターというバリバリの急性期病院のすぐ隣にリハビリテーション病院を作りました。その医療センターの職員の駐車場とリハビリテーション病院の職員の駐車場がやはり隣接しているわけです。ちょっとやりすぎですけど、この駐車場を上から土日祝祭日と平日に写真に撮ってみました。

―どうしてですか？

石川　平日も土日祝祭日もリハビリテーション病院は職員の駐車場の車の数は変わらないのに、医療センターは土日祝祭日にはもぬけの殻です。それくらいスタッフが少なくなっています。それで急性期病院でしょう。それはちょっとおかしいと僕は思います。全国どこでもそうで土日祝祭日は１２０日間ありますから、そうすると年間２４０日しかフルには稼働していないんですよ。だから、もう土日祝祭日も平日とまったく同じように働けばね、もっと治療効果も効率がよくなります。そのためには、１・５倍のスタッフにしなきゃダメですよね。ベッドを⅔に減らして、スタッフ数はそのままで、回転をよくすれば、同じ結果が出せるはずです。そしたら病床数は減るんですよ。それを国公立が自ら率先してやればいい。地域医療ビジョンの本質はそこにあるんです。しかし誰も言わない、恐ろしくてね。

回復期リハビリテーション病棟は未来永劫には続かない

―よくリハビリテーション病院を都市型と温泉型に分類されていますが、実は都市型と言うより地域密着型と言う意味のように思います。初台リハビリテーション病院は名実ともに都市型、先頭を切ってやってらっしゃると思いますが、近森リハビリテーション病院のような地方都市型と初台のような大都市型とはだいぶ違うでしょうか。

石川　基本的には同じです。もともと初台の地を選んだのはリハビリテーション病院を現実の形で都市部に示すことで、リハビリテーションを行政や、住民、医療界に示したいという目論見があったからです。

機能的には都市型には急性期病院から直接在宅という流れがあるかもしれません。しかし、たとえば、松本市の相澤病院は一生懸命やっていますが、結局回復期リハビリテーション病棟を作りましたよね。

―厚労省からしたら、やっぱり急性期からそれこそ在宅を目指すぐらいに、効率のいいケアをやってほしいと思っているのでしょうか。

石川　遠い将来はそうかもしれません。回復期リハビリテーション病棟っていうのはね、僕も未来永劫不滅だとは思ってないんです。急性期病院の中に独立した回復期のリハビリテーション病棟とリハビリテーションセンターがあって、オンラインで迅速に患者さんが移ってくる。その代わり、急性期の医者は口出し無用、というような仕切りだったらいいと思います。それは近森病院スタイルですよね。近森病院の急性期の連中はリハビリテーション病院には指1本触れられないですよ。僕らがお願いしない限り、権限が波及しない。急性期の院長や看護部長の言いなりになると、リハビリテーションはダメになります。リハビリテーション病院の看護がドクターエイドみたいになってしまう。バイタルサインのチェックと処置しかしない看護師ですね。しかし、リハビリテーションはADLが主体ですからADLをよくするための看護が必要です。こちらでは疾患より障害を診ているわけですからね。だから、そういう風な仕切りができれば、僕は急性期の病院の隣にリハビリテーション病院があって、それが1対のもので、そこにリハビリテーションセンターがあって、そこは在宅ケアセンターを兼ねている。そういう風になる方が効率的にはずっといいと思えます。

地域包括ケアの課題はまず専門職同士が同じテーブルに着くこと

石川　これから今の40歳代くらいの若手の人達がどう引っ張っていくかですね。もう、リハビリテーション医学会だけじゃダメ、リハビリテーション病院・施設協会だけでも無理で。日本医師会も、地区医師会も大事だって、そういう風が少しずつ吹き始めたように思えます。PT、OT、STの数だって2000年の介護保険ができた時、4万5千人しかいないいんですよ、それが今26万人いるんです。それでも足りないのですが。

リハビリテーション医もそうですし、リハビリテーション看護とかリハビリテーション介護もそうです。リハビリテーションに詳しい看護や介護の人達もだんだんと増え始めて、ケアマネジャーも少しはリハビリテーションに理解があるようになって、そういう芽が少し生え始めた。それをどうやって束ねるのかっていうのはこれからでしょう、生活期リハビリテーションのテーマはまさにそこにあるわけですよね。それは実は地域包括ケアということと、表裏一体なんです。だから、地域包括ケアで一番大事なことはね、住民とともにとかいわれていますけど、それ以前の問題として、まず専門職同士がちゃんと同じテーブルにつけるのか、です。
地域包括ケアでは医者もそこにいて、看護がいて介護がいてケアマネジャーがいてＰＴがいてＯＴがいて、同等の立場でいる。ウチでやっている、先生と呼ばないとか、ユニフォームが同じとかね、そういう発想が必要ではないでしょうか。

在宅総合ケアセンターが稼働しない悩み

―在宅総合ケアセンターを近森リハビリテーション病院でも作られて、台東でも「在宅総合ケアセンター元浅草」を作られました。あれはその後どうなのでしょうか。地域包括ケアの時代に十分に機能しているのでしょうか。

石川　在宅総合ケアセンターはね、ハッキリ言ってなかなか経営的にうまくいかない、そんな感じですね。近森会が閉鎖したのも財政的理由です。当法人も僕は、この1、2年間で決断しなくちゃいけないくらい悩んでいます。僕は在宅総合ケアセンターが全国津々浦々できたら良いと思っていたんですけども、どうもできそうもないなと感じています。リハビリテーションとプライマリケアの両方とも得意とする医師が乏しいからです。この点が何とかなれば話は一気に変わります。

―現在、先生が自転車で訪問されているのは、もう皆さん感動もので、輝生会の理事長ご自身が自転車で訪問をされているとおっしゃっています、先生の中での位置づけはどうなっているのでしょうか。

石川　いやぁ、あれは僕が好きでやっているんです。僕は経営者なんですけど、現場が好きなんですよね。自転車での訪問なんて、ちっともかっこよくないですよ、この半年間さすがに僕も事務方からの要請もあって、自転車で訪問してないんですけどね。

でも、今、初台、元浅草、船橋のリハビリテーションセンターで外来を4コマやって、船橋で訪問やって、それから病棟まで見ていますよね。月曜から金曜までビッチリ予定が入るんです。水曜日の午後だけ、この時間だけ空いているのです。あとは月曜日の朝8時からびっしりです。

既存の施設とどう連携できるかが悩み

—先生はそれだけのことをやりながら、マネジメントもやっておられる。

石川　さすがに疲れ果ててました。特にこの半年間は疲れて、もう地獄のような半年でした。現場の仕事自体は面白いんですけど、在宅はちょっと考えないといけないと思っています。この1、2年で結論を出そうと思っています。かなり力を入れてきたんですけど、ちゃんと責任とらなくちゃいけないと思っています。

たしかにスタッフ達の勉強の場には最高ですね。回復期リハビリテーション病棟では多職種が年がら年中ずっと一緒にいるでしょ。医師、看護、介護、PT、OT、ST、ソーシャルワーカー、管理栄養士も薬剤師もしょっちゅう一緒にいるわけです。ツーカーの関係ができますよね。それで、そっくりそのチームごと在宅やるわけですよ。それが在宅総合ケアです。同じ拠点の中に医者、看護、介護、PT、OT、ST、ソーシャルワーカー、ケアマネジャーがいるわけですよ。

そういうのがないと、たとえば訪問リハのステーションだとか、訪問看護ステーションがあって、そこでリハビリテーションが始まる。看護とリハビリテーションはいるけど他のスタッフは誰もいないわけです。医者も、ケアマネもいない。デイサービス、デイケアのスタッフもいない。連携をとるといっても、たまーにやるケアカンファレンス、サービス担当者会議しかない。1年に1回くらいしかやりません。それでチームができるわけがない。だから在宅でもチームを組む拠点が必要と思うのです。僕はそう信じていますけれど、それが制度に乗っからないのです。だって、訪問看護ステーションが1万か所、訪問リハビリテーションステーションが4千ヶ所、デイケアが7千ヶ所、デイサービスはもっと多い。皆一緒にやりたくないようなんです。一国一城の主になっています、別々の法人ですからね。それを集めて一緒にやりましょうって言ったって、なかなか難しいですよね。

●「地域包括ケア」をうまくやる5つのキーワード
―医師会との連携

―地域包括ケアについてはどういうお考えですか。地域リハリハビリテーションと地域包括ケアはかなり近いと思っておられますか。

石川　澤村先生のおっしゃる地域リハリハビリテーションっていうのは、地域包括ケアとまったく同じであって、何も変わりはないと、思っています。

キーワードは4つか5つなんですね。1つは医師会だと思うのです。医師会が本当に動かないと地域包括ケアは基盤整備ができない。要するに、地域包括ケアの基盤は専門職の顔が見える関係を築くことなのですね。その時に、医師会がそっぽを向いてる、行政がそっぽを向いてたら絶対にできません。その地域の行政と医師会が必ず、全面協力体制を敷く。行政と医師会からリーダーが現れなければ、誰かその地域のリーダーが必要です。条件は医師会、行政、リーダー、あといわゆる全職種参加型ですよ。それで、そのためには情報をリアルタイムにするためのＩＴ化が必要になります。それだけあれば、随分進むでしょうね。その時の各地域の拠点が在宅総合ケアセンターになるわけですね。そこにその基盤を作って、住民参加型に持っていくわけですね。最初から住民参加住民参加と言うと、専門職は腰がひけますからね。僕はそういう段取りではないかって思っているんですけど。地域リハビリテーションもそういう形の道を歩みたいと思ったし、澤村先生は特に医師会のことを気にしていますよ。医師会とかかりつけ医のことを必ずおっしゃる。

—どうですか、医師会は。動きはよいですか？

石川　動きはとってもよい所と、とっても悪い所とあります。初台リハビリテーション病院ができる時大変だったたんですよ。もう四面楚歌でした。医師会に呼ばれて、100人くらいいたかな？　そこに僕がたった1人で行って、資料配るとね、皆こうやって腕組みしてね、般若みたいな顔してね。おっかなかったですよ。「どうせ病院作って俺たちの患者さんを皆持ってくつもりだろう」と袋叩き体制でした。リハビリテーション病院というものが理解できない、「先生方が診療した患者さんが紹介した急性期病院に入る、寝たきりになってしまうからリハビリテーション病院に来てリハビリテーションをやって、また先生の所にお返しする、自宅にお返しする、そのパスマシンみたいなことをやるのがリハビリテーション病院なんですよ」って言っても、「そういう うまいこと言って」と医師会は大反対でした。地域の住民もここにこんなビルが建つと日陰になるとかなんとか、大反対。反対だらけでね。辛かったですよ。

船橋リハビリテーション病院の成り立ち

―船橋リハビリテーション病院はどういう形で出来上がったんですか?

石川　船橋リハビテーション病院は医師会が発想して、リハビリテーション病院を作ろうと言いだしたんです。急性期病院である船橋市立医療センターも医師会が市に作らせたんです。その急性期病院からリハビリテーションがないと皆寝たきりになってしまうので、リハビリテーション病院が必要になったわけです。そして、市の医師会が申し入れたら市議会が「たしかにその通りだ、じゃあ作るように検討しましょう」となって、実際にできるようになった。

でも最後に、公設公営にするか、公設民営にするか、民設民営にするかという3択のどれにするかで大揉めに揉めたんですよ。結局公設民営になったんですが、その時に初台はまだ赤字の頃ですから、公設民営で誰がやるのかなぁって思ってたわけですよ。そしたらね、市長とか助役、医療センターのセンター長、医師会長が僕に言うんです。「石川さんね、初台と同じもの作りゃいいんだから。1つも2つも似たようなもんだろ」ってね。何回も来るんです。でも、結局手を上げざるをえなくなって、自分達がやることになりました。やることになったのはいいんですが、どういう建物を作るかでね、ひと悶着ありましたが、「それでなければ僕らやめますと」って言ったら、わかりましたってなりました。我々のデザインどおりの建物が建ったんですよね。

——じゃあ、すごく素敵な病院ですね。

石川　素敵って言うよりも、随分贅沢に作っちゃいましたね。民間ではできないでしょうね。ただ船橋市も賢くて、財務省から資金を出させてそれでリハビリテーション病院を建てる。それを、リハビリテーション病院に借金返しをさせるんです、僕ら毎年賃借料として払い続けています。

他の指定管理者制度を見ると、家賃はタダ、その代わり、利益が出ても持ってくし、赤字が出ても負担してくれる。ウチはね、借金を払っているから利益が出たら持っていっていいんです。でも、最初の4年間真っ赤な赤字でした。いずれにしても医師会と行政とが本当にフレンドリーな関係で、風通しがよくて、そこにリハビリテーションが入ると、どんどん進みます。だから、船橋市はどんどん進んでいます。大田仁史先生のシルバーリハビリ体操ってあるじゃないですか。市が大田先生にリハの講演を依頼したのです。民生委員の代表が大田先生のファンになり、ぜひ、このシルバーリハビリ体操を船橋市の公的な事業にしましょうという話になって、今船橋市全域でやっています。

——医師会がポイントなのですね。

石川　なぜかというとね、学校保健とか予防衛生を一手に引き受けているでしょ？　気を損ねたら小学生の健康診断をやる人が誰もいないわけですよ。予防注射もやってくれないでしょ。だから医師会が地域を支えている。

理想的に進んだ成城リハケア病院

―他の例えば、成城につくられているサテライトは、何の問題もなくうまく行ったのですか。

石川　だから、成城はリハケア病院にしたんです。チャンスがあれば、新築移転でどこかにもうちょっと大きく、ベッド数50、60床にしてもいいと思っています。今は26床の小さな病院です。18床の有床診療所だったのを26床にして病院にしたんです。まるごと地域包括ケア病棟にしました。地域包括ケア病棟プラス、在宅ケアの各種サービスを持っている拠点になった。病院にして収入は好転しました。元浅草は、有床診療所でも一番最低の点数なんですよ。だから、病棟部分は常に大赤字で動いているんです。本当にリハビリテーションやるのは大変なんですね。でも成城はあのまんまスクスクと行くのではないでしょうか。

―でも、そんなに多彩な活動をされて整合性というか、よくマネジメントができますね。

石川　今は船橋にてこ入れしすぎていますけど、去年は月曜日が船橋リハビリテーションセンター、火曜日は船橋リハビリテーション病院、水曜日は初台リハビリテーション病院、木曜日が在宅総合ケア元浅草、金曜日が成城リハケア病院、５つの拠点を日替わりで回るんですね。それで、診療も半日して、半日は管理業務。それが僕の日課でしたけどね。

今一番力をいれているのは在宅と介護

―まだこの先お考えですか。

石川　いや、もおう年令的に無理があります。僕はもう平成30年4月から会長になって、理事長を退くんです。理事長は前リハビリテーション医学会の理事長、昭和大学の教授だった水間正澄先生にお願いしました。スタッフからも人気があります。「どうして大学教授なのに地域リハに造詣が深いの?」とか、「あぁいう大学教授って普通です?」とスタッフが言うから、異色中の異色と説明しています。

―まぁ、普通の人の何倍もやってこられましたからね。

石川　もう常勤のスタッフ数が1200人になっています。初台リハビリテーション病院を作る時に、250名から始めたんです。それが初台リハ病院だけで450名になっちゃった。全体で毎年100人ずつ増えていくような感じで、今一番力を入れているのは、やっぱり在宅です。回復期リハビリテーションに関してはもうまかせっきりです。それと、もう1つ力を入れているのは、介護職。ウチのスタッフ全員介護福祉士なんです。介護福祉士のコンクールがあったら、ウチは優勝するだろうなってくらい、全然違う。

病棟で患者さんのリーダーは医者ですよね。受け持ちになったら、主治医。それにサブリーダーを付けるんです。その患者さんの問題点、歩行障害が重度だとか、言語障害が重症とかその問題点によってサブリーダーが違うんです。看護になったり、PTになったり、OTになったり、STになったり、介護職がサブリーダーになったりします。

だから初回のカンファレンスは医者が司会して進めますよね。2度目はそのサブリーダーが司会者になる。それを介護職がやることもあります。立派にやります。だから完全に、医者、看護、介護、PT、OT、ST、ソーシャルワーカー、管理栄養士、薬剤師って皆集まりますけど、1歩も引けをとらないんです。それくらい勉強するんですね。皆が喋っていることがわかるわけだから。介護職がここまでなるんだから、在宅のヘルパーさんだってここまでなれるはずって僕は思うんです。そういう研修のチャンスや仕組みを誰かが整えて、そういう所で働けばできると思います。それに僕は非常に興味があります。

努力しているところでは6、7割が介護福祉士をそろえている

—介護福祉士のための研修制度ですとか、教育制度もあるのですか?

石川　当院は教育研修部っていうのがあって、そこに介護福祉士のリーダー、教育研修主任がいるわけです。介護部門の管理職としています。かなりきめ細かく研修しています。

教育研修部はベッドも持たない、外来もやらない、診療報酬の点数は1点も稼がない部門ですがそこに30人くらいいるんです。それを5つの拠点施設全部を担当し、そこの介護職員を教えます。研修プログラムを組んで教育する介護福祉士がいるわけです。この教育研究部を廃止しちゃえばウチはすごい黒字になるんですけど、「これ解散して、ボーナスちょっと多めに出すのと、これ続けるのとどっちがいい」かきくと、皆ボーナスはいらないからこれを続けたいって言うんです。ありがたい話です。

今、PTもOTもSTもどこいってても若手ばっかりですから、ここで教育研修をケチると、10年後に大きなツケが回ります。それがわかってないでリハビリテーションをやっている病院が増えているように思えます。だから、5年10年経った時に、あのスタッフ達が使い物になるのか気になるところです。

介護職は元々そういう教育研修のチャンスを与えられていません。教育もなくて、顎で使われているところが多いように思います。教育システムに乗せれば本当に一生懸命になってくれて、力になりますよね。

―病棟に介護福祉士の方がだいぶいらっしゃいますが。他の病院ではどうなのですか。

石川　この間、西広島リハ病院の岡本さんと話したんですけど、岡本さんのところも6割以上介護福祉士だそうです。だから、努力している所は6、7割の介護福祉士を揃えている。

それに、回復期リハビリテーション病棟協会では、介護職員は全員介護福祉士にしようと、しょっちゅう言ってますから心あるところは努力してると思います。（談）

6 澤村先生は偉人

渡辺英夫（佐賀大学　名誉教授）

ご略歴

１９６０年熊本大学医学部卒業。１９６７年ニューヨーク大学リハビリテーション科へ留学。１９７９年佐賀医科大学整形外科教授。１９８３年日本整形外科学会専門医。１９８４年日本リハビリテーション医学会認定専門医。１９９８年佐賀医科大学名誉教授。

澤村誠志先生はリハビリテーション分野と義肢装具の分野の偉人である。我が国のリハビリテーション、特に地域リハビリテーションの発展に大きな貢献をされたことは万人が認めることだと思う。我が国の義肢装具関連では特に教育・研究の発展、関連職種の資格制度制定、関連法制度の確立、研究会・学会の創立・発展など多くのことに貢献された。国際的にもＩＳＰＯの発展（ＩＳＰＯの会長としても）、東南アジア地区での義肢装具教育の確立など世界的にも大きな貢献をされてきた。私は偉人澤村先生と同世代で、しかも仲良くしていただき大変幸運だと思っている。

私が澤村誠志先生に個人的に初めてお会いしたのは1968年のニューヨークでのことであった。当時私は熊本大学医学部整形外科からの派遣で2年間の予定でニューヨーク大学のH. A. Rusk 教授のもとにリハビリテーション医学の勉強のために留学し、家族とニューヨークに滞在中であった。

その時、澤村先生は兵庫県リハビリテーションセンターの開設に向けてアジア、ヨーロッパ、アメリカの主要なリハビリテーション施設を3ヶ月間にわたって視察中であった。ニューヨークでは食事をしながら先生のリハビリテーションへの情熱的なお話しをうかがい大きな感銘を受けた。

私は1969年9月に帰国し、熊本大学附属病院で整形外科とリハビリテーションの診療を担当したが、留学中に学んだ義肢装具に特に関心が大きかったこともあり、帰国後に日本整形外科学会、日本リハビリテーション医学会、日本義肢装具学会などの諸委員会、義肢装具関連の研究会や学会などで澤村先生とご一緒になる機会が多くなり、以来長年にわたり澤村先生にはご指導、ご交誼をいただいてきている。種々の委員会では澤村先生は常に公平で思慮深く、バランスのとれた発言をされ、委員会を正しくリードしていかれ、いつも印象深く感じていた。

1979年4月に私は熊本大学より新設の佐賀医科大学に赴任したが、1988年11月には佐賀県武雄市で第4回日本義肢装具学会を開催した。その時はちょうど澤村先生が第1回日本義肢装具研究同好会を立ち上げられてから20年になっていたので、その記念で「義肢装具の現状と将来」と題した特別講演会を企画し、澤村先生には「義足の現状と将来」の講演をお願いした。

また先生は多くの著書を出版されているが、特に「切断と義肢」（医歯薬出版）は名著であり、私はこの本で勉強し、また学生講義にも使わせてもらった。先生は以前アメリカ留学なさった時にはロサンゼルスで義肢装具士の研修も受け、実際にご自身で義肢を製作し切断患者さんに適合させておられたそうである。

澤村先生はISPOに早くから関係を持っておられたが、私は第2回ISPO（1977年ニューヨーク）より参加させて貰った。ISPOの世界大会は当時3年ごとに開催されていたが、第3回（1980年ボローニア）、第4回（1983年ロンドン）、第5回（1986年コペンハーゲン）、第6回（1989年神戸）、第7回（1992年シカゴ）、第8回（1995年メルボルン）、第9回（1998年アムステルダム）、第10回（2001年グラスゴー）と澤村先生と一緒に世界大会に参加した。

この大会では毎回日本からの参加者に対していくつかのグループツアーが編成されたが、

私は澤村先生を団長とするツアーグループ（20～30人）に参加させてもらった。このグループは毎回、学会の前後に義肢装具やリハビリテーション関連での病院や施設の視察があった。先生はＩＳＰＯの日本代表を長くされていて、世界中のその分野におけるリーダーとの親しい知り合いも多く、これらの方々が我々の訪問を歓迎してくださった。適切なスケジュールをつくって待っていただいており、講義やデモンストレーションなどもしていただいた。そのさいはいつも澤村先生が通訳の労をとられた。これらの方々の中には我々を自宅に招待してくださった方もあった。このグループ旅行では観光も楽しんだが、有益な研修ができてありがたかった。

またこのグループツアーには我が国のリハビリテーションや義肢装具分野の第一線で活躍されている先生方もご夫妻で参加されており、旅行を機に帰国後も親しくしていただいたりしている。

このツアーでは澤村先生の奥様の喬子夫人ともご一緒だった。奥様は先生同様に優しく温厚で笑顔の素敵な方であり、お2人はいつも互いに陰にひなたに気遣いあう仲の良いご夫婦である。私の妻も第3回ＩＳＰＯから参加させていただくようになり3年ごとにこのグループで一緒に旅行するのを楽しみにしていた。澤村先生の奥様にはＩＳＰＯ以外でも親しく交流させていただいており、澤村先生ご夫妻とのご縁は私ども夫婦には一生の財産だと思っている。

ＩＳＰＯの第6回世界大会は神戸で開催され、澤村先生がお世話をされたが、盛大な国際学会であった。学術大会はもちろん素晴らしかったが、時間外に各国のリーダーたちに有馬温泉を体験してもらったり、新幹線での姫路城訪問、着物着付け体験、金箔貼り、習字など日本文化を楽しんでもらったりするなどアイデアがいっぱいで、世界各地からの参加者が大いに喜んでくれたことと思う。

澤村先生ご夫妻と私ども夫婦は、台湾のリハビリテーション医学会（会長：連倚南先生）と台湾義肢装具学会（会長：陳東初氏）に招待されて2回ご一緒したこともある。それぞれで特別講演を行ったが、澤村先生は台湾にも友人が多くおられた。学会の前後にあった食事会や観光でもご一緒したが、澤村先生は現地の方々とカラオケ合戦を楽しまれたこともあり、先生の歌の上手さにも驚いた。

実は澤村先生には私の娘も大変お世話になっている。娘は整形外科医だが、１９９６年に澤村先生のご紹介でイギリス Southampton 大学の高名な McLellan 教授のもとでリハビリテーションを勉強する機会をいただいた。これを機に娘は現在リハビリテーション医として働いている。

澤村先生は今でも日本各地で学会や研究会などで講演を多く依頼されておられ、私も聴講の機会があったが、講演は内容が大変豊富で有益な素晴らしいものであった。先生の講演はパワーポイントで綺麗なスライドをたくさん用意され、特に貴重な図表や写真が豊富だが、これらのたくさんのスライドも先生ご自身で作製されるそうで、それにも驚いている。

偉人澤村誠志先生は温厚で、心優しい方であり、いつも笑顔で周囲の者への気配り十分な素晴らしい方であるが、さらに先生は記憶力が良く、昔のことも細かく良く覚えておられる。会合などでの先生のご挨拶を聞くと、今日初めて会われた何人もの方の氏名、所属を間違いなく記憶して述べられたりもされる。

澤村先生にはいつまでも若々しく、お元気でご活躍されることを願っている。

7 義肢装具士育ての親

徳田章三（徳田義肢製作所代表取締役）

ご略歴

1982年国立身体障害者リハビリテーションセンター学院義肢装具専門職員養成課程 教官。1989年熊本総合医療福祉学院義肢装具学科 学科長。1996年株式会社徳田義肢製作所 代表取締役。

澤村先生と世界へ

私が澤村先生と初めて出会ったのは約40年前の海外研修に行った時のことでした。当時、日本では義肢装具の分野の発展が非常に遅れており、製作技術者の質の向上や制度の確立を目指す流れがあり、先生も義肢装具士の育成や資格制度確立のための取り組みをなさっておられました。その流れの中で、故川村一郎氏が海外の先進技術を取り入れるためにドイツのオットーボック社への研修を企画し、日本から20名ほど技術者を募り、海外派遣が実施されました。そのさいに先生は団長として同行されており、それが先生との初めての出会いでした。約3週間の研修の中で、先生は海外の技術の解説や医学的な理論の説明をされ、見るものの全てが初めてでとても感動したことを覚えています。このころから、研修に参加していた皆様と親しくさせていただき、先生とのつながりもできてきました。

世界に通じる澤村先生

義肢、装具、リハビリテーション医療、工学などの国際的な組織の1つにＩＳＰＯという組織があります。ＩＳＰＯは3年に一度シンポジウムやワークショップ、展示などの様々なプログラムがある世界大会が開催されるのですが、世界大会への参加のツアー企画をなさったのも澤村先生でした。また、世界大会の参加に合わせて現地の病院や施設を視察する企画があったのですが、澤村先生がお1人でほとんどの現地の先生方にコンタクトをお取りになり、案内をしてくださいました。先生は世界中の著名な先生方を大勢ご存じですので、先生が行かれることで皆様にとてもよくしていただき、各国の病院や施設で数多くの研修の機会を与えていただいたものです。

２０１9年には、日本で第2回目となる世界大会が開催されるのですが、澤村先生も日本で成功するように、精力的な活動をなさっておられます。世界大会の発表は全て英語を用いなければいけないというハードルはありますが、先生は「日本の技術をどんどん発信して、国際社会で日本の義肢装具士も活躍しなきゃいけない」とおっしゃっていますので、私たち義肢装具士も澤村先生に続き、もっともっと頑張らなければいけないと感じています。

義肢装具士のバイブル

「切断と義肢」（医歯薬出版）という澤村先生が著された1冊の本があります。当時何も情報がなかった私たちにとっては、欠かせない教科書となった本です。この本1冊に切断の解剖学、医学的な所見、義足の構造、切断の部位やその名称など、多くの知識が詳述されています。また、知識だけではなく数多くの臨床例も載っていますので、澤村先生の多くのご経験が凝縮されている本だと思っています。今でも、澤村先生の考えや知識は教科書として養成校の学生に受け継がれていますし、私たち義肢装具士にとっては原点となる「バイブル」のようなものになっています。本当によく読ませていただき、今でも原点に立ち返るさいはこの本を見ています。

垣根がない

普段、私たちは医師と、医師から処方を受ける義肢装具士という立場で仕事をしています。いろいろな先生方がいらっしゃる中で、澤村先生は私たちが相談するときにとても親身になって聞いてくださいます。そして、「ここはこうすればええやないか」と関西弁でヒントになることをおっしゃってくださいます。先生は私たちの仕事について、よく知り、理解し、そのうえで一緒に仕事をしてくださいますので、垣根がないのです。確かに患者さんへの処方は医師が出していますが、患者さんの日常生活を知り、接点が多いのは私たち義肢装具士です。澤村先生はそのことを良く知っていて、知っているからこそ、「この分野のスペシャリストなんだから、もっと外へ出て、意見を言いなさい」とおっしいます。「医師とセラピストが互いに連携し合い、その中にＰＯと患者さんも入り、一番良いものをつくることができると良いね」ということをいつも話されています。

地域にも手を広げて

「患者さんに学びなさい」――これは澤村先生がよく皆におっしゃる言葉なのですが、そのとおりです。患者さんにとって最適な医療を提供するためには、患者さんの生活の中に入り本人から意見を聞くことが大切です。しかし、私たち義肢装具士はまだ地域リハビリテーションの枠に介入できていないという現状があります。これからの取り組みですが、義肢装具士は義肢、装具のみではなく、患者さんをサポートする立場として、福祉用具の提供などにも手を広げていくと良いのではないかと思っています。そして、その考えを現場から取り入れていくことで地域医療へ貢献できる流れをつくっていきたいと思っています。

日本の医療には、先生がこれまで一生懸命活動されて築き上げてこられた大きな世界があります。これからは私たちがその後を追って、先生の世界を受け継いでいく番です。そのためにも、医師と義肢装具士はお互いに関心を持ち、他職種間との連携を強めていくことで、より良い医療を構築していけるのではないかと思っています。

8 澤村先生との思い出

鈴木重行（名古屋大学医学部保健学科理学療法学専攻教授）

ご略歴

1974年九州リハビリテーション大学校理学療法科卒業。兵庫県立リハビリテーションセンター附属中央病院、フォルマルシュタイン整形外科センター（旧西ドイツ）等を経て、1999年名古屋大学医学部保健学科教授。2012年名古屋大学大学院医学系研究科教授。

チームアプローチの浸透した職場環境

私が1974年にリハビリテーション専門職の養成校を卒業し、最初に就職させていただいたのが、兵庫県立リハビリテーションセンター附属中央病院（以下、「センター」）でした。センターは澤村先生を中心として、非常に明るく働きやすい職場環境でありました。当時、我が国の医療界は医師を頂点としたヒエラルキーが明確な時代でありましたが、センターでは澤村先生の指導の下、患者さんを中心としたチームアプローチの考え方が浸透して、各専門職が一体となって自由に意見交換ができる素晴らしい職場でした。

センターでは、義肢装具を必要とする患者さんに対するサポート体制として、医師、看護師、理学および作業療法士、義肢装具士、工学系関係者、ケースワーカー、などが毎週1回運動療法室に集まり、患者さんを囲んで様々な問題点についてディスカッションする「ブレースクリニック」が開催されていました。ケースカンファレンスとともに、ごく自然にチームアプローチの重要性をわれわれに認識させる非常に恵まれた機会であったと感じています。当時、センターは兵庫県と神奈川県だけに設置されていて、お互いが切磋琢磨して、我が国のリハビリテーションを切り開いていった印象がありました。

センターで経験したチームアプローチは、今の時代においても理想とされるものであり、私の現職である名古屋大学の講義あるいは関連する病院などにおいてもその重要性を学生あるいはリハビリテーションスタッフに伝えるのが使命であると考えています。名古屋大学では大学院教育改革支援プログラムとして多職種連携をキーワードに、「専攻横断型の包括的保健医療職の育成」を継続課題に、看護学専攻、リハビリテーション療法学専攻を中心として、お互いの専門性を理解し、医療に反映させる試みを行っています。これはまさしくチームアプローチの重要性を基礎としているものであり、約半世紀前から実践指導してこられた澤村先生の偉大さをこのプログラムからも実感させられているところです。

患者さんが先生、患者さんが第1

澤村先生から教えられた事柄の1つが、「患者さんが先生、患者さんが第1」という考えです。この考え方は当たり前ではありますが、理学療法士として養成校卒業後、初めて患者さんを担当することになったさいには非常に新鮮な言葉として常に頭の中にありました。センターでは当時から医師、看護師、リハビリテーションスタッフがチームを組んで兵庫県内の各拠点を定期的に巡回して診療することを行っていました。澤村先生はご自身も積極的に巡回診療に当たられ、そこで患者さん自身による義肢装具などの日常生活上の工夫を1つ1つ写真にとられ、学会での講演で紹介されたり、ご自身が執筆された「切断と義肢」（医歯薬出版）のテキストに数多くそれらの工夫を掲載されたりなさっています。それらを拝見し、改めて「患者さんが先生」とはこのことであると、われわれに無言で教えてくださっているように感じております。

本原稿を執筆する数ヶ月前、澤村先生が現在も臨床に携わり、患者さんが澤村先生を頼って診察を受けている様子を拝見させていただきました。ご高齢にもかかわらず、ほぼ立ったままで診察および治療されている姿を拝見し、圧倒される思いでありました。また、現代医療はランダム化比較試験やシステマティックレビューなどのＥＢＭ（Evidence Based Medicine）をベースにガイドライン中心の診療が花盛りではありますが、澤村先生の診察を拝見していますと、患者さんの訴えに寄り添い、訴えから原因を探り治療方針を考えるＮＢＭ(Narrative Based Medicine)を加味しながら治療することの重要性を改めて教えられます。さらに、整形外科医にもかかわらず、運動器の痛みの治療では患者さんの訴えを中心に、筋・筋膜あるいは結合組織などの軟部組織からの疼痛に着目し治療されています。そのお姿に驚くとともに、そこにも根底に「患者さんが先生」の精神が横たわっていると思われました。

センターでは臨床研究も積極的に行っておりましたので、おかげ様で私自身も抵抗なく自然と先輩の先生方に助けられながら研究の楽しさ、厳しさを経験することができたと思っています。当時は現在の保険診療制度とは異なり、理学療法においては多くの患者さんを担当することができていましたので、どうしても研究データの集積は日々の臨床がある程度終わってからになっていました。ある時、「患者さんが第1」の精神に反して、患者さんと約束していた実験開始時間に遅れたため、澤村先生から厳重に注意されたことは忘れることができません。いつもはにこにこと優しい先生が、この時ばかりは身もすくむような眼差しに変わったことをよく覚えています。

義肢装具領域への導き

センターは各スタッフが専門領域を持ち、学会発表、論文執筆など研究活動が非常に盛んでした。澤村先生はご存じのように術直後義肢装着法を日本に導入されたことからも義肢装具関係では当時から第1人者であり、センター自体も義肢装具関係に非常に熱心だったこともあり、私も自然と下肢切断と義足の領域に興味を抱くようになりました。入職1年目より先輩の先生方にご指導いただきながら、研究テーマを定め、データを集め、学会報告、論文執筆を自然なスタイルとして行っていました。また、これらの研究には医師、先輩理学療法士のみならず、義肢装具課に所属していた工学部出身の先生方が参加してくださり、いわゆる医工連携による研究体制が当時から自然に構築されていたことに今さらながら驚かされます。

私自身の義肢装具領域の研究活動は、後述するドイツ留学後にも、澤村先生から当時大阪労災病院に勤務されていた故・川村次郎先生をご紹介していただいたことより再開できました。名古屋大学に赴任するまでの臨床研究の多くは澤村先生が直接あるいは間接的にご指導、ご鞭撻くださり、名古屋大学に赴任できたのも澤村先生のおかげと感謝しております。

海外留学へのお誘い

センターに勤務して3年が過ぎたころ、ヨーロッパの学会から帰国された澤村先生からドイツ留学を希望する人の打診がリハビリテーションスタッフにありました。私が学んだ養成校では、当時理学療法の専門科目を教える教員が国内に不足していたため、外国人教員に英語で授業を受けていました。そのため、早くから留学の希望を胸に秘めていたこともあり、澤村先生からの打診に対していち早く手を挙げさせていただきました。当時、ドイツ語には全く接したことがなかったので、ドイツ国内にある外国人のためのドイツ語学校にホームステイをしながら通い、労働ビザ取得後、ドイツでの理学療法士免許のもとに病院あるいはセンターで研修をさせていただくことができました。この留学で得た経験は、私自身のその後の人生に大きな影響を与えたことは間違いなく、その機会を与えてくださった澤村先生には感謝の気持ちしかありません。

このように澤村先生はセンターに勤務するスタッフだけでなく関係する全ての人々に対して、様々な場面で、様々なチャンスを与え続けてこられました。留学や国内外の研究発表だけでなく、学会や協会の役員、あるいは大学教員に推薦し、学会長、協会長、理事、教授など学術あるいは職能団体を牽引する人材を輩出することにも尽力され、我が国のリハビリテーション領域への影響は計り知れないものであると確信しております。

澤村マインドの継承

センターに入職して以来、神戸、ドイツ、大阪と約10年間臨床を経験しました。その後、現在の勤務先である名古屋大学での約35年間の中で、澤村先生から直接あるいは間接的に学んだことを基軸としてチームアプローチの重要性や、患者さんを先生と仰ぎ患者さんを第1に考える姿勢、研究活動への取り組み、ＥＢＭとＮＢＭに対する考え方などを学部学生、大学院生に伝えてきました。今後は、これまでの経験と知識を活用し、より一層臨床で働くセラピストに対しても、微力ながら澤村マインドを継承していくつもりです。

最後になりますが、我が師、澤村誠志先生に衷心より感謝申し上げるとともに、いつまでもお元気でわれわれにご指導いただけることを願いつつ、原稿を終えることといたします。

9 澤村先生はすごい

中村春基（日本作業療法士協会会長）

ご略歴

１９７７年国立療養所近畿中央病院附属リハビリテーション学院卒業。兵庫県社会福祉事業団玉津福祉センター等を経て、１９９４年兵庫県立総合リハビリテーションセンター勤務。２０１０年兵庫県立リハビリテーション中央病院リハビリ療法部部長。２０１５年一般社団法人日本作業療法士協会 会長（常勤役員）。

Patient First

１９８０年代でしょうか、私が入職して3年目ぐらいだったと思います。夜10時ごろ、ＯＴ室で環境制御装置の開発を行っている時に、澤村先生が突然お越しになり、「頑張っているな」とお声をかけて持参していたお弁当を差し入れてくださったことがあります。奥様へのお土産だったのではないかと想像するのですが、われわれ開発スタッフ（奥英久、相良二郎、坊岡正之、中村春基）にとっては驚くべき出来事でした。その折、先生のお話からわかったことは、出張して戻ってくると、まず病院に立ち寄り、患者さんの様子を確認してから家に帰られているということでした。

また、先生は医局の中で一番早く出勤されていたと思いますが、担当以外の患者さんも含めて、それぞれの部屋を回り、患者さん全員にお声がけをされていたそうです。看護部の中でもこれは有名な話でした。

当時は週1回、回診が行われていたのですが、患者さんの背景や手術後の経過を主治医よりもよくご存じで、若手の医師がタジタジだったことをよく目にしたものです。「Patient First」は兵庫県立総合リハビリテーションセンター（以下「センター」）に勤めた職員でしたら誰もが口にする言葉ですが、それを日ごろの臨床場面でごく当たり前のこととして実践されていたのが澤村先生です。先生は講演の中で「教科書は患者様」とよく話されますが、その背景にはこのような実践の裏付けがあったのです。

帰っておいで

私は入職後8年目でセンターを退職し、母校の養成校の教官になったのですが、養成校退職のご挨拶に行くと、「帰っておいで」とお声をかけてくださいました。養成校には10年間勤務しましたが、結局、先生のお言葉のようにセンターに再入職しました。当時、事業団の入職要件は28歳までだったのですが、それを特別に38歳に変更していただき、採用試験を受けて再採用となりました。この時、先生が採用要件を変更するために県や組合に掛け合ってくださったことを後で知り、大変感激したものです。先生いわく「あんたのために丸2日県と掛け合った」とのこと、ここでも先生の「すごさ」を再認識した次第です。

この先生の計らいのおかげで、その後21年間、兵庫県立総合リハビリテーションセンターと兵庫県立総合西播磨リハビリテーションセンターで仕事をさせていただいたのですが、2009年に日本作業療法士協会の会長を拝命してからは、月間の勤務日数が4・5日という月もあるほど会長職に忙殺され、職場には大変ご迷惑をおかけしました。しかし、大義のためならそのような働き方さえ許していただける職場環境をつくられたのもまた先生の「すごさ」であると思っています。現在は協会の専従役員として東京の事務所に詰めていますが、いろいろな方と出会いお話しする中で、「澤村先生の所で働いていた中村です」と自己紹介をしている自分がいます。

後は任せた

センターには海外からの視察者が多くいらっしゃるのですが、ある時、澤村先生がオランダの若い作業療法士をOT室にお連れになり、「中村、後は任せた、15分後に帰ってくる」と言われ立ち去って行かれたことがありました。先生からは常々英語を勉強しろと言われていたのですが、この日も結局悪戦苦闘したことを昨日のことのように思い出します。優しく、時には厳しく、様々な場面で本当に多くの経験をさせていただきました。

センターのOB会でよく話題になるのは、先生からにこやかに「頑張っているか」と声をかけられた経験のことです。先生はにこやかな表情でお話しされますので、これを激励の言葉であるかのように受け取ってしまいがちですが、これは「駄目出し」である、というのがOB会の一致した見解です。したがいまして、先生からそのようなお言葉をかけられたスタッフは「俺、何かまずいことしてるかな」とうろたえ、仲間内で小さなさざ波が立つというのが常でした。先生の細やかな気配りと叱咤激励にセラピストは鍛えられたものです。

OTは病院から出なさい

これは入職当時から澤村先生がよく作業療法士に対して言われていた言葉です。本編の中でも書かれていますが、先生はよく地域リハビリテーションの視察を目的にオランダやデンマーク、イギリスなどにお出かけになっていました。そこで見聞きしたことをお話しされていたのだと思いますが、「地域リハビリテーションはOTだろ」といつも背中を押していただきました。しかし、当時も今も、作業療法士の主たる勤務先は病院の中です。若手が集まっては「先生は外に出ろとおっしゃるが、どのようにしたらいいのだろうか?」と話し合っていました。

ある時、先生とお話しする機会があり、生意気にもそのことを伝えると、「中村、土曜・日曜は空いているだろう。テニスに使う暇があるのだから、退院された患者さんを見てこい」と言われ、目から鱗が落ちる思いでした（当時、土曜日は半日勤務だったのです）。加えて、「OTは生活をみると言っているが、病院のADLが生活か?」ともよく言われました。今でもこの言葉は、私が作業療法を考えるうえで最も重要な考えの1つとなっています。因みに、私は1977年の入職ですが、当時からセンターの看護部の中には「訪問看護」という部署があり、迫下さんという優秀な看護師が専従で訪問看護を行っていました。これも患者さん第1主義の先生の考え方が反映された先駆的な取り組みの1つだと思います。

野球は巨人

澤村先生は野球が大好きで、センター開設当初は、空き地で午後4時ごろから練習をよくしたとのことです。今では考えられませんが、近隣施設との試合も年間3試合程度行われ、私も（野球は全くダメ人間ですが）入職後すぐにチームに入りました。先生はいつもピッチャーで、ベンチでは一番前の席に座り大声で応援していらっしゃいました。野球が下手な私がミスをすると、「何をしとるんや中村、ちゃんとせい!」とよく叱られました。

そして、先生は大の巨人ファンです。1985年、21年ぶりに阪神が優勝した時、当時リハビリテーション部長で大の阪神ファンだった故・山下隆昭先生が優勝翌日のスポーツ紙を何紙も買い、院長室の机の上に広げておかれてました。澤村先生は、そのことを悔しそうによく話されており、そんな負けず嫌いで何事にも一生懸命な先生を今でも皆が慕っています。

イギリスを見に行こう

先にヨーロッパ視察の紹介をしましたが、2008年12月7日から13日、澤村先生、長崎大学の松坂誠應先生と私とでロンドンの地域リハビリテーションの視察旅行を企画し、約30人の参加者を得て1週間の視察を行いました。ロンドンでのコーディネートは元英国作業療法士協会会長で、先生の旧友でもあるマーガレット・エリス先生で、GPクリニック、認知症のデイケア、訪問リハビリテーション、州立病院、園芸療法などを見学する機会をいただきました。そのころ、澤村先生の役職はすでに名誉院長でしたが、視察旅行中、当時の院長であった井口哲弘先生とホテルが同室でしたので、院長・病院経営者としての澤村先生のお話をたっぷりうかがうことができました。毎晩のように数々の話をしたのですが、話の終わりはいつも「すごい」という結論で締めくくられていました。

32歳でセンターの基礎を築かれ、日本に「総合リハビリテーション」のモデルを具体的に示し、絶えず新しい風を吹き込んでこられた澤村先生の先見性は、ただただ「すごい」のひと言です。余談になりますが、2014年6月、天皇皇后両陛下をお招きして第16回世界作業療法士連盟大会を開催したのですが、開催にあたりセンターから多くのご支援をいただきました。これも澤村先生や陳先生の働きかけがあったおかげと聞いております。この場をお借りして改めてお礼を申し上げます。

数限りない先生との思い出

センターのセラピストにとって、澤村先生はいつまでも「先生」だと皆が思っています。先生なしでは兵庫リハセンターは語れず、また先生にはセラピストとしての基礎を教え導いていただきました。セラピストと先生との思い出話を集めたら、きっと何冊もの書籍にもなると思います。私ごときにこのような機会をいただき恐縮しておりますが、私の目から見た先生をご紹介し、先生の「すごさ」を感じていただけましたら幸いです。

結びに、先生のお言葉を後1つ紹介して筆を置きます。「仕事は断るな、やってなんぼ」。いつも患者さん、地域のことを考え行動されている先生は本当に「すごい」と思います。今後もお体をご自愛いただき、引き続きご指導ご鞭撻を賜りますれば幸いです。

10 20年間僕は澤村先生の背中から学んできた

陳　隆明（兵庫県社会福祉事業団理事兼総合リハビリテーションセンター所長）

ご略歴
1986年徳島大学医学部卒業。1992年兵庫県立総合リハビリテーションセンターに勤務、2006年同中央病院整形外科部長兼リハビリテーション科部長、2011年ロボットリハビリテーションセンター長を兼務。2014年兵庫県立福祉のまちづくり研究所長。2017年兵庫県社会福祉事業団理事兼総合リハビリテーションセンター所長。

神戸大に「康復医学」をわかる人がいたことに驚く

――澤村先生との出会いについてお聞かせください。

陳　澤村先生は忘れているかもしれませんが、おそらく僕が初めて先生にお会いしたのは大学を卒業して3年目くらいに、中国から来たお客さんを兵庫県立総合リハビリテーションセンターの前身である兵庫県立玉津福祉センターに連れて行った時だったと思います。当時、僕は神戸大学の整形外科に入局していて、主任教授であった広畑和志先生から「君連れて行け、中国語話せるだろ」と言われ、言われるがまま玉津にお連れし、そこで初めて澤村先生にお会いしました。

その時のことで鮮明に覚えているのは、僕が中国の方々のことを「この人たちはリハビリの専門家です」と紹介し、続けて「リハビリテーションは中国語で〝カンフー〟、健康の〝康〟に回復の〝復〟と書いて康復《カンフー》というのです」と先生に伝えると、「そんなことわかっとる」とおっしゃったんですよ。これが澤村先生と初めて交わした会話だと思います。当時は「リハビリテーション」という言葉さえも日本に定着していなかった時代ですから、「神戸大学には中国語で〝リハビリテーション〟を知っている先生がいるのか」と驚きましたね。

カナダ留学で見た両下腿切断者のフリークライミングがスポーツ医学を目指した僕の進路を決定づけた

―そのころにはもう義肢装具の道に進むことを決めていらしたのですか?

陳　いいえ、全く。実は澤村先生にお会いした後に、軟骨の生化学を学ぶため、「カナダの東大」と呼ばれているマクギル大学（McGill University）に2年間留学をしたのですが、それまでは義肢装具のことを全く知りませんでした。その大学にはシュライナーズ病院という障害児の治療でとても有名な附属の小児病院がありました。僕自身、リサーチフェローとして留学していたので大学では実験や研究に打ち込んでいたのですが、休憩時間などに外をブラブラと歩いていると、義足を履いた子どもが普通に歩いていたんですね。そのころは何を履いているのかわからないまま「この子たち大変だなー」と思いながら、同時に「でも、あのような道具（当時は義足であることを知りませんでした）を使って、こんなふうに上手に歩けるのか」と率直に驚きを感じていました。

その後、本格的に義肢装具を仕事にしたいと思ったきっかけは、カナダ留学中に見たカナダのドキュメンタリー番組で、両下腿切断の方が義足（今は義足とすぐわかりますが、当時は知りませんでした）を履いてロッキーマウンテンをフリーロッククライミングで登っていく姿を見たんです。それを見て「この人、命知らずか」と思いましたが、同時に義足の能力に感心もしました。

僕はもともと整形外科に進むつもりはなかったんです。運動生理学がしたかったのです。医学的に（生理学的に）人間の身体機能・能力を極限まで向上させるような研究・臨床をやりたいと思っていました。ドーピングではありませんので、誤解がないようお願いしたい。いわゆる人体機能や能力を害なく増強するような仕事をしたいなとずっと考えていました。それって今思えばスポーツ医学ですよね。30数年前の私の浅い理解ではスポーツ医学といえば整形外科でしたので、その道に進むことにしました。でも、よくよく考えてみると整形外科学は怪我をしたスポーツ選手を治すことが目的であって、僕が意図していた運動生理学とは少し毛色が違っていたんですよ。ですので、入局して感じたことは「これは違うな」でした。そのような経緯があり、留学中にその番組を見て、僕の心の中では、これは義肢装具を使った「人体機能・能力の増強」だと思いました。足がない人が義足で歩けるということは、機能がアドバンス（増強）したということですし、道具による「運動生理学」ですよね。「これだ！　やりたい！」と留学中はずっと思っていました。

やりたいと思っていても、兵庫県立総合リハビリテーションセンターに就職しない限りその望みはかなわないですよね。帰国してからは当時の主任教授であった水野耕作先生に「六甲アイランド病院か兵庫リハ、どっちでも好きなほうを選びなさい」と言われて、迷うことなく「兵庫リハ！」と答えました。「これからやるぞー」という思いで入職したのですが、その時はまだ義肢装具のことなんて何も知らない状態でした。今でも医療従事者が敬遠したがる傾向にある義肢を機嫌よくライフワークとできているのは、初心に立ち返ることができる目的を見出したからです。

澤村先生の弟子の選び方

——そこから澤村先生との師弟関係が始まったのですね。

陳　兵庫リハに就職した当初は義肢装具についての知識はほとんどゼロでした。とにかく自分で動き、勉強するしかありませんでした。当時、僕の外来診察は澤村先生とは違う曜日に設定されていました。しかし、なんとしてでも澤村先生の診療を近くで学びたいという一心で「僕は整形外科ですが義肢装具もやりに来たのです！　したいのです！　澤村先生からしか学べないのです！」、「澤村先生と同じ日に診察日を変えてください！　診察室も隣に！」と当時の整形外科部長に懇願しました。着任したての時期に生意気だったかもしれませんが「やってもらわないと困るのです!!」と訴え、そのようにしていただきました。

そこからは、澤村先生の隣の診察室で先生の外来を眺め、1から10まで初めてのことばかり目にしてきました。しかし、当初、先生は聞いてもなかなか教えてくださいませんでした。今思えば、最初の数年間は先生に「覚悟」を試されていたように思います。たとえば、僕が「義肢装具をしたいのです」と言いましたら、ニッチな分野ですから普通なら「やってくれるのか！」という反応になると思うんですね。でも、先生は違う。「あ、そうか」のひと言で終わりでした。僕がどう行動するのかを見ていたのだと思います。おそらく最初に「あっ！」と思われたのは、僕が診察日と診察室を移動した時。「外来の曜日まで変えて、おまけに横の診察室まで来たな！」とお考えになっていたと思いますよ。

当時、澤村先生は数多くの外来診察をしておられたので、そこから全てを学びました。その生活が3年ほど続き、初めは何も口にすることのなかった先生が、ある時から手取り足取り教えてくれるようになっていました。おそらく、「弟子の入門」を許してくれたのだと思います。「ここからが本番だ‼」と意気込んでしまいましたね。

澤村先生流教育法——努力に休日はない

—どんな修行が待っていたのでしょうか。

陳　「弟子」になってからは数え切れないくらいの課題がありました。課題といっても、澤村先生は決して「やれ！」とは言わず、「あれしたほうがいいよなー」だとか「これどう思う?」などとおっしゃいます。自分の言葉を相手が汲み取り、答えを探すことを望んでおられるのでしょうね。僕自身も先生の言葉は暗に「やりなさい」ということだと受け止めていましたので、澤村先生の要求全てに応えてきたつもりです。

先生は様々な課題を出してこられますので、今でも記憶に残っている無茶な要求はたくさんあります。たとえば、世界的に有名な先生ですから海外からもたくさんの手紙が届きます。そのうちの一通に、海外の医者から患者さんについての医学的な質問が書いてある手紙がありました。そこで先生は私の所にそれを持って来て、お決まりの「これどう思う？」とおっしゃいました。カナダには留学していたものの、外国人と義肢領域のやりとりをするなんて初めての経験で、ましてや先生レベルの医学にかかわる質問に答えるのは僕にとってはハードルの高すぎる難問でした。他にも、「僕には無理だろ！」と思うような課題もたくさんありましたが、自前の根性と医学にかける情熱で全てこなしてきたつもりです。あくまでも自己評価ですが。

義肢装具は扱う領域をいくらでも広げることができますから、弟子にとっては際限なく考え続けなければいけない課題も数多くありました。今でも確実に課題に応え続けているつもりでいます。よっぽどの天才でない限り、休まず努力し続けなければいけないと思っています。絶えず努力をし続けるという意味ではまさに努力に休日なしです。これはいろいろな分野の達人といわれている方々もこうした努力を積み重ねてきているのだと思います。

澤村流診察法――絶妙の患者さんとの距離感

――行政との交渉から教育まで幅広くご活躍されている澤村先生ですが、臨床家としての先生の姿を教えてください。

陳　手術の腕や臨床力などが人並み外れているのはもちろんなのですが、まずなんといっても患者さんの心をつかむのが上手ですね。多くの患者さんは、医師から診察を受けて正しい診断をもらったり、あるいは治療を受けて効果があって医師を信頼したりするじゃないですか。でも僕が見ている限りでは、診察を受ける前から患者さんが先生を信頼してしまっている。後は、患者さんとの距離感をすごく大切にしていらっしゃいます。「こんなに会話するのも、こんなに診てもらうのも初めてです」──これは僕が患者さんの診察をする時によくいただく言葉です。おそらく僕の診察が澤村先生の診察方法を自然と受け継いでいるから、いただける言葉なのだと思います。先生は患者さんに対してあまり「ですます調」でお話をなさらないんです。ほぼ対等の関係で、患者さんも先生にずけずけ主張するし、先生も「ほんまー?」とか「そんなの駄目やでー」とか言っていますよ。患者さんと長くお付き合いするというのはそういうことだと思うんです。上下関係が見えるようでは良い治療もできない。診察するうえでは、もちろん技術やテクニックは大切だと思いますが、それと同じくらいに先生は患者さんとの距離感やコミュニケーションを重要視していると思いますね。僕も先生に魅せられた1人ですが、先生の1つ1つの言動の中に周囲の心を捉えて離さない魅力があるんだと感じています。

世界中にいる澤村先生の弟子たちに出会って、体に衝撃が走った

―何が陳先生をそこまで駆り立てるのでしょうか。

陳　正直理由はわからないんですよ。ただ、1つ言えることは、澤村先生だったからということ。師匠が澤村先生じゃなかったらここまでついてきていないと思います。先生だからこそ僕を使いこなしてくれたと思っています。あそこまでスケールが大きくて、人を惹きつける人間ってなかなかいないと思いますよ。

澤村先生ご自身がどうお考えかわかりませんが、海外の友人があれだけ多い人も他にいないと思います。先生といると驚くことばかりなのですが、最近驚いたのはＩＳＰＯの理事会に日本支部の会長として僕が参加した時に、理事会が終わった後に特別講演というものがあったのですね。その特別講演の演者がＷＨＯのすごく偉い人で、その講演内容が、澤村先生が日ごろ僕に話している内容とすごく似ていました。それで、思わず「あなたの考え方はうちのボスの考え方とそっくりなのだけど、真似しているのと違うか？」と言ってしまいました。すると、「そのとおりだ」と。続けて「俺は澤村先生の弟子で尊敬しているから」とおっしゃった。その時に、「実は僕も〝澤村先生の弟子〟なんだ」と伝えて、意気投合しました。本当にとんでもない所に弟子がいますよ。あれほどビッグな人が尊敬しているなんて言うのを聞いた瞬間、僕の中に衝撃が走りましたね。

5、6年前のことですから僕も日本でも世界でも少し名前が知られてきて、「先生に近づけそうや！」と思っていたころでした。やっと背中が見えたと思っていたのですが、それは錯覚だったのだなと思ってしまいます。

澤村先生の隠れたメッセージに応えたい――僕が正真正銘の内弟子

――澤村先生から陳先生が次の後継者であるとうかがっています。

陳　ありがたいことにまわりの方々からはよく後継者と言われ、重責ですが自分自身でも確かにその役割を果たせたらと思うのです。僕が最初で最後の正真正銘の「内弟子」なのだと思っています。短期間の弟子であれば数え切れないくらいたくさんおられると思いますが、僕は20何年間も澤村先生のそばにいて、必死に食らいついてきたわけですから。生半可な根性ではできなかったと思います。

澤村先生はこれまでに義肢装具、バリアフリー、地域リハビリテーションなど様々な新しい分野を開拓してこられましたよね。先を見通していろいろなことをやられるんです。「先生は人のやらないことを自分で考えてやりなさい」とずっとおっしゃっていました。今日の医療情勢や先生を慕う人の多さを見てもらえばわかると思いますが、人が思いつかないことを平然とやってのけるんです。そして、僕も先生についていく中で「専門性を持ち、誰もやっていないことをやりなさい」とよく言われてきました。僕にとってこの言葉には「やってきたことを受け継いでいくのは当たり前。それ以上のことを後に残していきなさい」という隠れたメッセージがあるように感じています。

僕自身としては、澤村先生が進めていたインテリジェント義足というコンピューター制御機構を用いた義足の開発に早い時期から接していたこともあり、以前からロボット技術や筋電義手の研究をしています。義足それ自体がロボットですよね。今では、県の重要政策となるような研究も進めていて、新しい分野の先頭に立っていると自負しています。なんせ国がロボットに着目する3年前にはすでに全国に先駆けてロボットリハビリテーションセンターをつくっていましたから。先生のメッセージに応えられる、誇れるところはそこくらいですかね。ロボット技術や筋電義手というのは、今のところ訓練するための制度もなく、さらに保険も適用されない状況なので、医療福祉の分野から全く抜け落ちているんです。僕はこれからの時代、これらの技術は人間をサポートする役割として福祉の分野に介入し、地域リハビリテーションにとっても、なくてはならない技術になると考えています。

やっぱり澤村先生に向かって誇れるものでないといけないと思いますね。ご自分のやったことをしっかり受け継ぐだけで喜んでくれる師匠もいるとは思いますけど、澤村先生はそんなことでは絶対に喜ばないように思います。自分のやったことを受け継いでいくのは当たり前で、人と違うことをやれと。「人がやっていないところにアンテナを張って、将来必要になるだろうと思うところを最初にやっていくことが重要」、その信念に則ってなさっていて、気が付いたらどんどん先に進んでいっている。そんな師匠の背中をずっと後ろから見ていて、いつの間にか「人に先んじて何かをやりたい」という考えが植え付けられているのだと思います。

追い越そうとしない弟子を澤村先生は決してよろこばない——それが弟子の使命です

—陳先生にとって澤村先生はどのような存在なのでしょうか?

陳　20何年間ずっと一緒にいる人だからなかなか言葉にできないですね。他の人にはわからない距離感があるといいますか、とても偉大な人であり、身近な存在でもある。私にとって先生は師匠であり家族のような、厳しい人であり優しい人でもある、そんな不思議な存在という表現がよいのかもしれません。

すごいと思うのですが、近いんですよ。ですから、澤村先生のことを「雲の上の存在」と思ったことはないんです。「澤村先生」というビックネームに相対して自分はそんな度量ではないと思った瞬間、もう弟子でいる資格はないと思っています。師匠を目標としているのに、自分自身で限界を決めてしまったらその先に何も見出すことができなくなるじゃないですか。「あの人と僕はレベルが違う、器が違うから」とか「あの人はあの環境にいるからできる」だとか、そんなふうに考えてしまったら自分から可能性を潰しにいっているようなものだと思います。

例えば、いくら身体能力が世界水準に達するほど優れていたとしても、環境やタイミングなどの影響によって誰しもがプロスポーツ選手になれるわけでもないですよね。でも、もともとなるつもりでいかないとなれるものもなれないでしょ。それと同じで師匠と弟子の関係もただの憧れだけでは成り立たない。僕自身、長い間先生と仕事をする中で、生意気なようですが、「これは澤村先生だからできるのだ」と思ったことは一度もないですね。

僕はずっと澤村先生を追い越すつもりでいますよ。きっとこんなことを言ったら周囲に笑われると思いますが、何を言われてもその想いは絶対に曲げない。その結果追い越せなかったとしても、追い越したか追い越していないかは後の人が決めることですから。今でも世界を走りまわっている先生を追い越すのはなかなかの難題だと思いますが、いつか成し遂げてみせます。そして、それが弟子の使命だと思っています。

リスクを背負って、責任を持つ覚悟を示すのがリーダーの使命

―どのように澤村先生の意志を受け継いでいきたいですか。

陳　澤村先生を語るとき、「覚悟」という言葉が思い起こされます。先生が会長をなさっていたＩＳＰＯの世界大会ではご自宅を抵当に入れて借金をしてまで準備金を集めようとしたり、リハビリテーションという言葉がまだまだ世の中に浸透していない状況で、当時では無謀とも思える事業を県を巻き込んで立ち上げていたり、そこには先生の覚悟が見えると思います。ただ流れてくる仕事をこなすだけでも世間からの名誉は得られるはずなんですよ。けれども、わざわざリスクをとってまで常に挑戦をしてこられた。

責任を取る覚悟、何かを犠牲にする覚悟など、何かを成し遂げる時には様々な場面で覚悟を要しますよね。僕は、信念を貫き、形にできるかどうかは最終的には覚悟の差によるものだと思っています。新たな事業やプロジェクトを始めるとき、先生が必ず僕に言うのは、「重要なことは、誰かが責任を取らなければいけない」ということです。「皆でリスクシェアしようね」と言っても誰も動かないでしょ。新しい何かを始めるとき、そこには必ずリスクが伴う。そのリスクを全て背負い、責任を持つ覚悟を示すことがチームを引っ張っていく者としての使命だと教わりました。先生は今まで数多くの重大な決断を迫られ、ご自分の道を全うしなさってきたと思いますが、揺るぎない覚悟と数多くの犠牲を払ってこそ新たな道を開拓できたのだと思います。

今でこそ先生はもうご自分の道に迷われてはいないと思いますが、僕くらいの歳の時には葛藤もあったと思いますよ。僕も今は覚悟を決めて先生の後を追って同じ道を歩んでいますが、それが良いことなのか悪いことなのか、正直迷いもあります。一時期は仕事の忙しさゆえに、家庭をかえりみず、妻に負担をかけたのも事実です。今こうしてリハビリの第一線で仕事ができているのも妻の協力があっての事と思っています。でも、その迷いの中、道を模索して、出た結果に責任を持って突き進むことが澤村先生から受け継いだ覚悟だと信じています。

―陳先生はＩＳＰＯの理事、兵庫県立総合リハビリテーションセンターの所長、さらに2019年にはＩＳＰＯ国際義肢装具協会世界大会のホスト国の責任者など、まさに澤村先生の後継者であることを象徴するような大役を兼任されていらっしゃいますが、それぞれの立場での先生ご自身の今後の抱負をお聞かせいただけますか？

陳　私はＩＳＰＯの理事として、歴代理事としては最長の7年間を勤め、2017年5月で任期を終えました。ＩＳＰＯは澤村先生が一番大切に思っている組織であり、先生自身もＩＳＰＯの会長を歴任しました。ＩＳＰＯは多職種によるつながりが強固で、その団結力により発展途上国への教育支援や義肢装具の普及やその標準化を主なミッションとしています。ＩＳＰＯはＷＨＯとも緊密な協力関係にあります。今後は、義肢装具の分野以外においても、すなわちロボットの分野においても開発普及に注力しなければならないと考えています。Ｗ

ＨＯもまさに同じ方向を向いています。ぜひＷＨＯとも共同して障害や高齢化に立ち向かえるような実用的で安価な技術革新を追及していきたいですね。

２０１７年4月より兵庫県立総合リハビリテーションセンター所長の任にあります。澤村先生も務めてこられたポストです。今から50年ほど前には、障害者のリハビリテーション医療さえも十分に認知されていない時代でした。その時代に、澤村先生はリハビリテーション医療はもちろん、職業リハビリテーションや社会参加を唱えて総合リハビリテーションセンターを設立し、今日まで第一線で日本を牽引してきました。驚くべき先見性であります。その結果、今日では障害者の社会参加はほぼ当たり前の考え方となっています。澤村先生は約50年前にすでに今に通用するような価値観を見出し、先駆けて実践してきたわけです。私はセンターに脈々として流れている理念をただ踏襲するだけでなく、20年後、30年後にも通じる新たな価値観を提案できるようなセンターを目指したいと考えています。当センターであるからこそ提案できるオンリーワンの価値観を創造したいと思っています。

ＩＳＰＯ世界大会神戸大会２０１９は、澤村先生が１９８９年に神戸で同大会を開催してから、30年後の節目の大会です。偶然にも２０１９年世界大会時には私も澤村先生と同じ59歳での開催となります。不思議なものですね。２０１９年の大会には、兵庫県と神戸市からの絶大な支援をいただいており、障害と高齢化に対するロボットのあり方や障害者のスポー

ツレクリエーション参加など、未来の羅針盤を予感させるような魅力ある大会にしたいと思っています。（談）

第6章

若い世代への期待

若い世代の人との会話の中で、よくライフワークとして何を目的にしたらいいのかわからないとの話を聞きますので、私自身の経験をお話しします。

広範囲にわたるリハビリテーション領域をカバーする研究も最後には大事ですが、最初は、障害のある人々の生活に必要なニーズを見出し、障害のある人々の笑顔をつくるために、その解決を求めることから始めてほしいと思います。そして、その成果をまず国内学会へ発表することからこつこつと始めてください。私の場合、切断と義肢がテーマでしたので、リハビリテーション工学、義肢装具士、セラピストなどの専門職と協働で行うことが必須でした。このチームメンバーが一生の友となりました。

いま、兵庫県立総合リハビリテーションセンターでは、陳隆明先生がリーダーとなり、25名近くの医師、リハビリテーション専門職、リハビリテーションエンジニア、看護師が研究に参加しています。

学会発表がすめば、これを論文としてまとめてください。この時に、海外の参考論文を読む機会が生まれ、あなたの将来に灯りを点すことになります。

研究成果がある程度まとまれば、今度は英文で学会報告することを試みてください。そのためには英語を読む、書く、喋る、議論する力が必要となります。

私の苦い経験からすると、まず単語力が必要です。日本人は読み書きができるが、喋れないとよく言われます。しかし、私は読み書きもできないのが日本人ではないかと思っています。英字新聞が辞書なしで読めないとラジオのCNNの放送が聞き取れるはずがありません。私はこの単語力の不足から、ISPOの理事会で3日間進行がかかりを勤めるつらさをいやというほど味わいました。このためには、夜9時30分からの時間をいかに過ごすかが大切だと思っています。

私が校長を務める神戸医療福祉専門学校三田校では、毎年英語のスピーチコンテストを行っていますが、グローバルに通じる良い人材を探し出す絶好の機会となっています。研究成果を国際学会に提出し英語で発表した後、国際学会や論文を通じて、同じフィールドで研究している世界のリーダーを探し、質問をしたり意見を交換したりして、友人をつくることが大切です。

懇親会のパーティがこの絶好の機会です。日本人同士が片隅で集まってこそこそ話をしていては、国際交流の場とはなりませんし、せっかくの機会を捨てるようなものです。

さらに、必要とあらば格安航空機切符で、相手の研究所に訪れるのが最高です。私はPTES下腿義足が開発された時に、開発者のFajalに会い実際の適合技術を学ぶために、パリから3時間かけてナンシーの研究所に出かけました。そのPTES下腿義足が日本人の生活様式に適するという大きな収穫を得たのがその1例です。

「芸は身を助く」という言葉があります。他人の気がつかない、できないことをやっていると、最初は経済的な心配がありますが、後は明るい未来が待っています。同時に経済的な心配がなくなります。

何事も目的を持って他人より努力すること、この努力の積み重ねで、豊かな人生が約束されます。そのきっかけをＩＳＰＯ世界大会２０１９神戸でつくってください。

第7章

最後に、妻への感謝

私が、88歳を目前にしてここまで頑張れたことの最大の功労者は、妻です。思い起こせば、無給医局員であった時に結婚し、新婚直後に妊娠している妻を実家に帰して、シアトルに渡り、インターン生活でドルを稼ぎ、ＵＣＬＡで義肢の勉強を続けられたのは、全て妻と妻の両親のおかげです。

総合リハビリテーションセンター設立直前に３ヶ月間世界を放浪し、これがＩＳＰＯの仕事につながりました。これができたのも妻のおかげです。電話機能が発展した今なら考えられないことですが、経済的な理由からアメリカにいる間に一度も電話をかけずに、週１回の航空便の交換が夫婦間の唯一の心の交流手段でした。今なら離婚問題に発展する可能性大ありです。

幸い妻との強い信頼関係のおかげにより、申し分ない長男、長女に恵まれ、それぞれが素晴らしい家庭を築き、今受験戦争のど真ん中にいる素晴らしい個性にあふれた５人の孫に恵まれました。59年間の結婚生活の中で一度も、子ども、孫から反抗的な態度をとられた経験はありません。妻は常に私たちの澤村家の中心にいて、正しい方向に導いてくれました。

超後期高齢者となった私の健康を常に考え、３食の栄養に気を配ってくれたのも妻です。ＩＳＰＯ会長職の仕事のために、世界会議に同伴参加して、英語の飛び交う仲間の中を通りぬけ、いつも初級英会話の本を顔の上において眠っていた妻。彼女のおかげで、１９８９年にＩＳＰＯ世界大会のホスト役を無事務め、また、１９９５年から３年間のＩＳＰＯ会長職を務めることができました。

陳隆明先生のご努力のおかげで、２０１９年にＩＳＰＯ世界大会神戸の組織委員長を拝命しましたので、生きる目的ができました。私ども夫婦はお互いにだんだん体力の限界を感じながらも、孫の成長を楽しみにして余生を送りたいと願っています。

最後になりますが、私の能力を過大評価され、私にとって思いがけない冥土への貴重な土産となるこの本の出版を企画され、多大のご支援をいただきました三輪敏様に心から感謝申し上げます。

２０１８年３月

澤村　誠志

謝辞

本書が刊行できましたこと、編集人としてただただ喜びに堪えません。まずなによりも本書の出版をご承諾いただきました澤村誠志先生に御礼申し上げたいと思います。先生にはこれまで「地域リハビリテーション白書1」「サワムラー疾風のリハビリテーション」「地域リハビリテーション私論」（いずれも三輪書店刊）を出版させていただいており、先生からは、なお世に問うものなどあろうかと、再三にわたり出版を固辞されました。しかしまもなく米寿をお迎えになろうかという現在でも、「地域リハビリテーション」、今日的に言えば「地域包括ケア」に収斂するあらゆる分野において、国内はもとより、国際的な活動をも文字通り命を賭して続けられておられる、先生の等身大、ありのままのご功労を、隠れてでも残しておきたいと思うのは出版に携わるものであれば、理解に難くない当然のことだと存じております。幸い澤村先生ご自身のご許可のもとにここまでこぎつけられたことは、天恵としか言葉が見つかりません。

本書でもリハビリテーション医を志された道のりから、地域リハビリテーションの理念、地域リハビリテーションの歩み、地域リハビリテーションのシステムに至るまで、先生の実践に裏付けられた、お考えを余すところなく述べていただくことができたものと喜んでおります。

本書を編集いたす過程で、何よりも印象的だったのは、ご寄稿いただいた先生方の同志愛とでも表現すべき絆の強さでした。どなたを取り上げても、わが国の名だたる泰斗の方々であるにもかかわらず、どなたも超人的ご多忙のさなかでのご寄稿、インタビューを一切の条件もつけられずご快諾いただき、本音でお互いの活動を理解し、信頼しあってエールを送っておられる姿でした。澤村誠志という傑出した清廉な人格の反映であるのは、もちろんのことですが、地域リハビリテーション、地域包括ケアという医療システム、社会システムのもつヒュマニテイーゆえのことと改めて思い知るところです。これほどすがすがしい体験は他に思い当たりません。

このような機会をお与えいただきました、澤村先生、共著者の先生がた、そして本書のためにご尽力いただきました、数えきれないほどの多くの協力者の皆様に衷心より御礼申し上げます。

三輪　敏

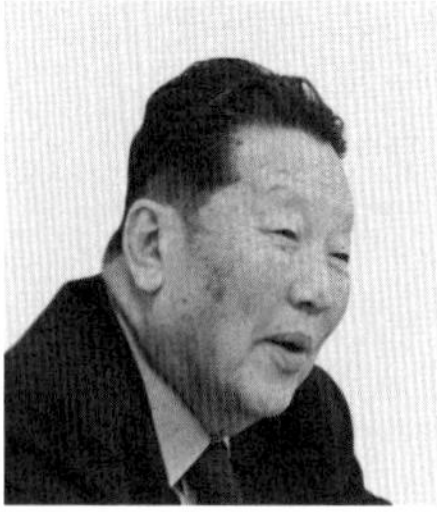

澤村《さわむら》　誠志《せいし》

【著者略歴】

1930年　神戸市に生まれる。

1955年　神戸医大卒、整形外科入局、「切断者のリハ」をライフワークとする。

1959年　米国シアトルスウェデイッシュホスピタル勤務後、カリフォルニア大学で義肢学を学ぶ。帰国後神戸大学整形外科講師。兵庫県立身体障害者更生相談所・指導所にて切断者のリハビリ開始、22年間更生相談所所長を兼務。

1969年　兵庫県立総合リハビリテーションセンター開設、以後副院長、院長、所長を経て、現在兵庫県社会福祉事業団顧問、中央病院名誉院長。

1973年　兵庫県リハビリテーシヨン協議会会長に就任、2012年以後顧問。

1974年　ISPO（国際義肢装具協会）の設立後、日本支部会長、ISPO理事、副会長、第6回ISPO世界大会神戸（1989年）を主催。1992年ISPO次期会長を経てアムステルダム世界大会まで会長職（1995～1998）を務める。

1992年　日本リハビリテーション医学会会長。「地域リハ」をライフワークとする。

日本リハビリテーション病院・施設協会会長職に就き、2003年10月より、名誉会長をつとめる。

1997年　日本福祉のまちづくり研究会の設立に伴い副会長を経て、2001年より、2005年まで日本福祉のまちづくり学会会長に就任。

2002年　日本リハビリテーション連携科学学会理事長に就任し、2011年顧問に就任。

2003年　神戸医療福祉専門学校三田校校長に就任し現在に至る。

【現職】

兵庫県社会福祉事業団顧問、兵庫県立総合リハビリセンター中央病院·名誉院長、日本リハビリテーション病院·施設協会名誉会長、日本リハビリテーション連携科学学会顧問、神戸医療福祉専門学校三田校校長、菫会名谷病院特別顧問、かがやき神戸を支援する会会長など。

【主たる著書】

「障害者·高齢者の医療と福祉」(医歯薬出版、1993)、「チームアプローチによる総合的リハビリテーション」(三輪書店、2000)、「サワムラ 疾風のリハビリテーション」（三輪書店、2001)、「これからのリハビリテーションのあり方」（青海社、2003)、「実践地域リハビリテーション私論―ユニバーサル社会への道標」（三輪書店、2005)、「切断と義肢」（医歯薬出版、2007)、「リハビリテーション連携論」(三輪書店、2009)、「地域リハビリテーション白書（Ⅰ)、(Ⅱ)、(Ⅲ)」(三輪書店、1995、1998、2013)、他

地域リハビリテーションと私

2018年7月10日　第1版第1刷 ©

編　　著　澤村誠志
発 行 人　三輪　敏
発 行 所　株式会社シービーアール
東京都文京区本郷3-32-6　〒113-0033
☎(03)5840-7561（代）Fax(03)3816-5630
E-mail／sales-info@cbr-pub.com
ISBN 978-4-908083-31-0　C3047
定価は裏表紙に表示
印刷製本　三報社印刷株式会社